爱在青春期

『早恋』还是『早练』

陈一筠 李黎红 主编

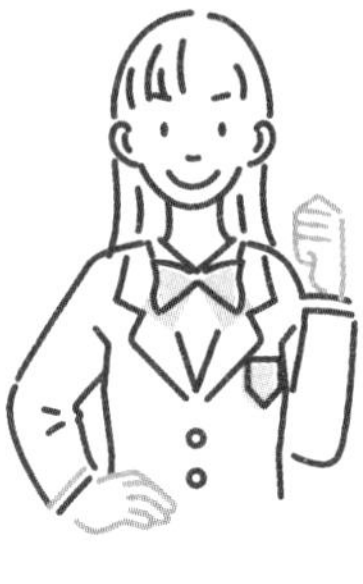

中国妇女出版社

图书在版编目（CIP）数据

爱在青春期 ："早恋"还是"早练" / 陈一筠，李黎红主编. -- 北京 ：中国妇女出版社，2024.5
（"青苹果"家庭读书系列）
ISBN 978-7-5127-2380-1

Ⅰ.①爱… Ⅱ.①陈… ②李… Ⅲ.①青春期－性教育 Ⅳ.①R479

中国国家版本馆CIP数据核字（2024）第068835号

责任编辑：张凌云
封面设计：末末美书
责任印制：李志国

出版发行：中国妇女出版社
地　　址：北京市东城区史家胡同甲24号　　邮政编码：100010
电　　话：（010）65133160（发行部）　　65133161（邮购）
邮　　箱：zgfncbs@womenbooks.cn
法律顾问：北京市道可特律师事务所
经　　销：各地新华书店
印　　刷：小森印刷（北京）有限公司

开　　本：165mm×235mm　1/16
印　　张：12
字　　数：140千字
版　　次：2024年5月第1版　　2024年5月第1次印刷
定　　价：49.80元

编者的话

迄今为止，关于如何看待少男少女的友情体验乃至爱情求索，人们还是众说纷纭。有人视其为新潮时尚大胆渲染，有人视其为大逆不道严加防范，其实家长和老师应该从科学层面恰如其分地解释和引导。

男孩女孩各自属于不同的性别族群。青春期发育展开后，两性之间相互吸引，乐于交往，彼此欣赏喜欢，这是“磁场效应”、自然规律。

青春期的少男少女，“第二性征”展示出两性的体貌差异。有差异便有吸引，这就是青少年欲求亲近异性的根本动因。从长远的意义上说，青少年在“磁场”的引力下自然地进入异性世界，了解异性，接纳异性，并从彼此交往的经历和感受中认识自己，增强自信，同时学习两性之间的尊重和平等，这既是青少年人格成长的必经之路，也是他们未来恋爱择偶的早期铺垫和准备。

如果少男少女不曾有过与异性的充分交往，那么随着年龄增加，他们很难顺利走向恋爱择偶。一个人不是等到考试再读书，而是先读书再考试。恋爱、择偶、结婚，原本是人生路上的“考试”，怎能不需要事先的训练和准备呢？

基于此种认识，“青苹果”教育项目团队的专家们建议把家长和老师们昔日惯用的“早恋”一词改为“早练”。这样是否更为贴切和真实呢？如果成年人和少男少女本身都能泰然自若地把异性同伴之间的情感交流和亲近之举当作人生路上某种必要的经历，当作迎“考”前的“培训课程”，也许就不会那么紧张不安了吧？

只需要让孩子们明白，既然是训练和备考，而不是提交答卷和确定等级，那就既要严肃认真，又要从容不迫，而不可漫不经心，随心所欲，或想入非非，硬求结果。少男少女需要知道，在人际关系中，异性同学之间当然有权享有欣赏、好感、崇拜、喜欢、眷恋等丰富多彩的情感体验，但这些体验还难以定格为真正的爱情。

少男少女之间的亲密情感，犹如蓝天上的白云，它纯洁、美丽，令人欣喜；但它又脆弱、短暂，难以把持。如果少男少女的父母能够以这样的心态去理解未成年人的异性友情，多加关怀与引导，避免羞辱和斥责，那么，孩子们就不会将原本正当的异性交往转为“地下活动”，千方百计对父母“封锁信息”，甚至撒谎欺骗，使两代人在隔阂中相互疏远和对立。

这本书的多次再版，说明读者对本书的认可和厚爱。此次再版，我们在原有内容的基础上做了修订补充和完善，加入了编者与读者的书信往来。这本书的第三部分还收录了两代人各自讲述的青春故事——不同的岁月和背景，相似的梦想与激情；不同的开头和结尾，相似的体验与收获。青春之情美好而温馨，但短暂而不确定；青春之恋值得珍惜与回味，但也要谨防其演变为人生的伤痛与不幸！

我们将此书列入青春期少男少女的阅读系列，但愿它能成为孩子们与其父母共同的枕边读物，陪伴少男少女安全而愉快地度过风云变幻的花季雨季，必要时懂得寻求专业人员的救助；帮助父母们、老师们引领与保护身边正在情感世界中努力探索与成长的孩子们。

本书仅为参考，如果少男少女遇到解决不了的问题，还请及时求助专业人员。

本书案例多为“青苹果”团队专家老师咨询过程中的真实案例改编，个别案例文字原始来源无法确认原作者而未做标注，若有原作者发现，请与本书作者联系，以便酌情处理。

编者

2024 年 2 月

CONTENTS
目　录

第一章　花季的阳光

第2章 雨季的泥泞

第3章 情系两代

第4章 释疑解惑

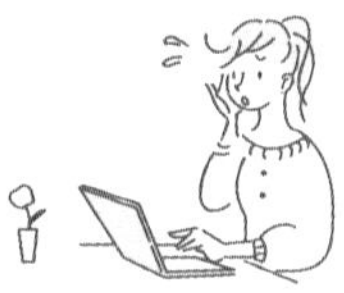

第 章

花季的阳光

即使到现在想起来，那个时代，那个年龄，那种情怀，那介于友情和心动之间的感受，那种纯情的心思，以及胆怯而又微妙的表达，仍是那么令人留恋和倍感温馨！

纯情时代

从黑板报开始

那时，我正读初中三年级。我们几个志同道合的同学，在课外成立了一个名叫“书卷香”的诗社。诗社里共有七个成员，六男一女，因而那位女孩就显得特别珍贵。虽然她谈不上漂亮，但很温柔，善解人意。

那年冬天，我们心血来潮，每半个月就出一次黑板报。北方的冬天，滴水成冰，我们这几个大男孩都不知道该怎样御寒，而她却总能变戏法似的给我们拿出许多精巧而又实用的小东西来温暖我们。比如一条毛绒绒的围巾，暖暖地搭在肩上；比如两只用兔皮做成的半圆形小护耳，往耳朵上一挂，就挡住了严寒。最难忘的是她那双棉手套，又大又厚，用一根红线拴住挂在脖子上，干活时抽出手来，没事时伸进去，特别舒适也特别温暖。

两块糖

有一次，轮到我写黑板报，她把那双手套送到我面前，我很感动地向她笑了笑，接过来就往室外走。走了几步，我又返回去，因为我在手套里摸出两块糖。我把糖掏出来，递给她：“你把糖忘在里边了！”她并没有伸手来接，只是嫣然一笑：“那是给你的。”我顿时感到美得像一片云彩，有些飘飘然了。

我由这两块糖想到了许多，类似“我挑水来你浇园”的镜头一一闪现：我出黑板报，她送来手套，手套里有糖；等将来，我伏案写作，她端来一杯咖啡，咖啡里有奶……越想越甜蜜，黑板报自然越办越精彩了。

十几年后

十多年之后，当年诗社的六个哥们儿有幸聚在一起，举杯叙旧。

我一时兴起地讲述着当年手套里摸出糖来的“情事”，大家瞪大眼睛看着我，异口同声地说：“原来你也得到过？”而后大家你望着我，我望着你，不由得大笑起来。原来当年人人都有份呢，我还以为她对我情有独钟！嗨，想多了啊！

现在，当年那位女孩早已为人妻了，不过，丈夫不是我们六人中的任何一个。

即使到现在想起来，那个时代，那个年龄，那种情怀，那介于友情和心动之间的感受，那种纯情的心思，以及胆怯而又微妙的表达，仍是那么令人留恋和倍感温馨！

那一只青春小船

这是幻想吗

高二时，和所有步入青春萌动期的少年一样，我也难以自拔地陷入一种莫名的幻想。很难说清那究竟是一种什么样的感觉。仿佛心中有一扇窗户突然敞开了，一个逐渐明朗的影子出现在眼前，令我魂牵梦萦。

她叫叶子，一个很美的名字，就像她美丽的身影和脸庞。因为她，我对所有跟“叶”有关的事物产生了兴趣，如“树叶”“心叶”“扇叶”“落叶”。对叶子这种不可抑制的迷恋让我的成绩一落千丈。可是，叶子并不知道这一切，不知道我内心受着怎样的煎熬。

表白

直到有一天，我鼓起勇气，决定让叶子明白我的烦恼。我偷偷把一封精心装饰的“情书”放进了叶子的书包。

第二天，叶子居然回复了！信封是那种绿色的树叶形状，上面贴了一张字条：“阿远，明天放学后把信带到莫名河边再拆开。一定要讲信用哦！”我快乐得要疯了！看着字条，我似乎听到了叶子那清脆悦耳的笑声，看到了那漂亮可人的容颜。虽然我想马上拆信，但理智让我忍耐住了。

第三天，放学后，我带着一颗几乎就要跳出胸腔的心却又强装平静的姿态来到了莫名河边。我挑了一处干净的草地坐下，放眼那波光粼粼的河中央。

“有位佳人，在水一方。”假如叶子就在这儿，多好！想着想着，我陷入了沉思……

幻影

“嘿，对不起，我来晚了。”背后有人拍我。回头一看，是叶子！她仿佛在含情脉脉地望着我，轻声耳语：“什么都别说，阿远，我想和你待一会儿，好吗？”

我喜出望外：“愿意，愿意，十二万分愿意！”

叶子的脸上顿时浮起两朵羞涩的红云，我兴奋得手舞足蹈，直到河边有位行人用怪异的眼光看着我，才使我镇静下来。咦，叶子呢？我这才发现，刚才那一幕不过是一场幻影。

回信

已到傍晚时分，我不能再等了。我快快地打开了叶子的信，几行清秀的字迹映入我的眼帘。

“阿远：你好！

“首先我要谢谢你的一片心意。当你拆阅这封信时，一定是在河边。那么，请抬头看一看那蓝天白云，我们的未来，不正如天空一样寥廓而遥不可及吗？再看看那潺潺不息的河水，我们的人生，不就像这河水一样勇往直前吗？无论是在高中，还是大学，当一个人还不能决定自己未来的境遇，那么，所有的幻想都很虚弱，经不起岁月的冲击。有时，放得下比拿得起更需要勇气和力量！但我相信你一定能做到，我为你喝彩，为你祝福！看完这封信，你就把它叠成一只小船，放入河中吧，让这艘满载着青春梦想的小船驶向远方！”

我此时的感受难以名状，只觉心中一阵酸涩。仰望天空，晚霞映着落日，像一朵朵红云在燃烧，可是我的心，却渐渐冷静下来。刚才的兴奋与梦幻消失了，脑海中只留下叶子的祝福与微笑。

我仿佛顿时成熟了许多，心情也舒展了。叶子说得对，在青春岁月，有许多梦想缠绕着我们，甚至羁绊着我们，但我们千万不能因此停滞不前。我发自内心地感激叶子。

那封信，被我折成了一只小船，轻驶在河中。我看见，自己那只曾经暂时搁浅的青春之舟又起航了！

球场寄相思

篮球少年

那些日子里，打篮球是高中男生们课余、假日最喜欢的运动。男孩们在篮球场上挥洒汗水，女孩们则在一旁揣着一颗怦怦跳动的少女之心加油助威。

我喜欢他很久了，可是不敢有什么表示。他是学校篮球队的前锋，我只能公开地喜欢篮球。有时我会一个人跑去图书馆看那些枯燥的球赛规则，去研究难以弄懂的篮球战术。

每天放学时我总是若无其事地整理着书包，心里却盼望着他大叫一声：“打球去吧！”那样我就可以毫不脸红地看着他，喊着他的名字为他加油。

我动心了

高三了，备考成为头等大事。看篮球赛成了我在枯燥的学习生活中的一种寄托。那时我是老师心目中的好学生，学习成绩也很是让人羡慕，而他只是爱打篮球的帅气小伙，成绩平平，还经常因为打球误课而挨老师批评。

谁也不曾想到我居然对他动情了。我不敢和他说话，甚至远远地看见他也会悄悄避开。我只是越发地喜欢篮球赛，哪怕没有他的比赛也会去看。

雨天里，夕阳中，篮球仿佛就代表着男孩。这份喜欢成了望不见尽头的隧道，在我心中罩上了黑影。我终于忍不住给他写了一封信，悄悄地递给了他。

我们的目标

直到现在我还感谢他当时的礼貌与泰然。他没有声张，只是托人捎来一张字条：“我知道你的目标是进入重点大学，而我的目标只是当个篮球运动员而已。我们有各自不同的路要走。谢谢你！”

第二天一早，我捧着书在教室门前转悠，其实我在等他出现。他快要从我身边走过时，我听见自己有些飘忽的声音：“嗨，早啊！”我不敢与他对视，转身走开了。背后传来他愉快的回音：“嗨，早！”那一瞬间我如释重负，仿佛迈过了一道坎。“加油啊！”我暗暗地对自己说。

那年夏天，我考取了北方的一所重点大学，他带着他的篮球也进了本省的一所体育大学，之后我们就再也没有联系过。我在大学放假回家时，还偶尔回到母校去“故地重游”。篮球场上依然有一些帅气的男孩，这时我也会想起他，但记忆已经浅淡了许多。

初春的暗恋

不期而遇

爱神丘比特怎么就用他百发百中的神箭射中了我的心呢？从那时起，我不再是以前的那个小男孩了。也许是上天的安排，她出现在我的视野里。

我和她在全校学生演讲比赛中不期而遇，她一声不响地坐在我的身旁。因为离比赛开始还有十几分钟，我便拿出书包里那本《三体》读了起来。正当我全神贯注地沉浸在书中情境之时，突然觉得什么东西掉在了我脚上。低头一看，一个精美的笔记本映入我的眼帘。我弯腰拾起，一个书签从本子里掉了出来，上面有三毛的字句“花非花，雾非雾”，旁边是一个很美、很诗意的名字——秦雪怡。

“谢谢你。”身边那位女生专注地看着我。我被那张秀美俊俏的脸庞吸引住了。那温文尔雅的笑容，那犹如两潭幽水的双眸，像诗一般朦胧；额前的一缕秀发，轻掩着女孩青春的羞涩与稚气。“谢谢你，那是我的笔记本。”她轻声地补充说。

“对……对不起，给。”由于刚才的走神，我有点语无伦次。可她并没有注意到我的窘态。

演讲比赛开始了，她主持了比赛。原来她是学生会女生部部长兼宣传部部长。

离开会场，我的内心不由自主地涌动着一种很特别的情感，它像清水渗入岩石土壤般，浇灌着我的心田。

就这样，没有任何预期和等待，真的好似爱神丘比特用他的神箭射中了我的心，我开始了梦幻中的暗恋。

等待

我在心底一遍又一遍地呼唤着她的名字，可是她再也没有出现在我眼前。仿佛是上天有意考验我的耐心，就像玩网络游戏那样，正进行到与凶恶敌人决一死战的关头，电脑突然死机了，任你怎样敲击键盘都枉然！我纳闷儿：惊鸿一现的秦雪怡怎么就人间蒸发了呢?

我好不甘心，时常站在校门口的大树下张望。也许过路的人都在嘲笑我的痴迷，我却毫不在意，坚信自己的痴心定能感动上天。

就在我苦苦的期盼中，秦雪怡靓丽的身影终于像一只轻盈的蝴蝶，再次飘入我的眼帘。“机会就在你眼前！”我鼓足勇气，按捺住内心的慌乱向她走去。

“嘿，你好，这么巧，我们又见面了。”我竭力表现出泰然自若的样子，自认为很绅士地向她打招呼。

她似乎有点意外，愣了一下，随即礼貌地回答:“是啊，真巧，有事吗？”我事先想好的那些表白之词竟然飞走了，她的问话让我尴尬。

“没，没事，我……我在这儿等人呢。”我故作镇静地表示。

“那我先走了，Bye！”她回眸一笑，令我尴尬不已。一阵失望擒住了我，期盼化作了怅然。

“轻轻地，她走了，带走了一片云彩。”我吟着，美，真是太美了。

遗憾和甘甜

失败乃成功之母，我绝不放弃。然而，青春的风景变化无常。以后的每次相遇，我都未能如愿地表白。直到我和她彼此熟悉了，先前那种惊喜与期盼反而日渐淡去，激情不再。

蓦然回首，一切来也匆匆，去也匆匆。我虽有一丝遗憾，但毕竟那只是青春期的一帘幽梦，没有结果，却让我享受了梦中的甘甜。我庆幸自己的那份克制，也感激小秦的那份淡然。

岁月书签

有一天，小雪发现自己喜欢上了年轻的语文老师。这个发现把她自己都吓了一跳。但是，这种“喜欢”就像春天树上茁壮成长的芽苞，一旦冒出来就遏制不住地伸展腿脚。小雪喜欢语文老师，似乎也没有多少值得解释的理由。就是喜欢他总穿着干净的衬衫，喜欢他讲课时那么专注与投入的神情，喜欢他从来不拿讲稿侃侃而谈的风度，等等。

小雪在本子上一遍又一遍地写着语文老师的名字。她怕同桌发现，就只好先写很多其他人的名字，把语文老师的名字排在最不引人注目的地方。小雪觉得心里有种涩涩的苦，于是她把自己的感觉写了下来，竟写成了一首诗。天哪，小雪从来没有想到自己还会写诗！

小雪决定去向语文老师借书。她曾发现，很多言情小说的主人公都是这么做的。语文老师微笑着问：“你要借什么书？”小雪这才发现自己还没想好借什么书呢！她很窘，急忙说：“我借《唐诗三百首》。”语文老师给了她书，用炯炯有神的眼睛凝视着她。小雪觉得自己被老师看透了，但这并没有妨碍她的执着。

小雪回到家，把自己写的那首诗制作成一个漂亮的书签，夹在书里，把它变成了“唐诗第三百零一首”。小雪把书还给了语文老师，然后开始了焦急的等待。他会看见吗？他看到会怎么想？脸上会是什么表情？明天见到我时一定有故事发生……

可惜第二天并没有发生小雪想象中那种惊心动魄的故事。老师和平常一样，落落大方地走进教室。

小雪一连几天无法入眠。最后，她终于鼓起勇气，敲响了老师办公室的门。“那首诗您看到了吗？”小雪悄声问道。“看到了，写得不错，那个作者很有才气。”老师淡淡地回答。小雪不知道再说什么好。很多言情小说的男女主人公都是不用语言就彼此心灵相通的，怎么到她这儿就不灵了呢？小雪实在忍不住了，说：“那首诗就是我写的呀！”“是吗？”语文老师带着并不吃惊的神情说，“那你以后在这方面可以多下点功夫，不过别耽误了正常的学习。”此时此刻，小雪的眼泪几乎要涌出来了。

就这样，小雪开始一本一本地向老师借书，一张一张地制作精美的书签夹在书里还给老师。书签上长长短短地涂满了她的心事。那些心事，或弯曲如山间的小溪，一路唱着叮咚的歌；或忧伤如午夜的昙花，只为遥远的星光绽放；或朦胧如清晨的薄雾，载着飘不动的心事；或迷离如秋天的流光，时而了无痕迹，时而浓情蜜意。

忽然间，小雪发现语文老师恋爱了，对象是一个很不起眼的女老师。小雪觉得语文老师在此时恋爱，分明是宣告她的末日已经到来。小雪对老师万分不满：那个女人有我年轻貌美吗？像我这样才华横溢吗？老师凭什么爱上她？

失望与愤怒的小雪，暗暗同那位女老师较劲。她开始把所有心思放在学习上。她要做最出色的女人，要让老师为他自己毫无远见的选择后悔！于是，小雪变成了一个既优秀又高傲的“公主”。

高中毕业，她考上了一所重点大学。她终于如愿以偿！小雪离开小城到了那所大学。她发现世界突然变大了：宽敞明亮的图书馆，知识渊博的教授，波浪起伏的阶梯教室，国内外专家学者的讲演，周末的音乐会，节假日的集体郊游……

小雪发现，原来外面的世界太精彩了！她兴奋地投入到火热的大学生活之中。

大二时，小雪恋爱了。他是中文系的一个男生，他会用英语唱《卡萨布兰卡》，令小雪无比陶醉。小雪有时也会想起语文老师，觉得很奇怪，当时自己怎么就那般眼光呢？幸好，他没喜欢上她，如今这一切都成了久远的记忆。

四年的大学生活很快结束了，她留在那个大城市工作。再后来，她结婚了，丈夫当然不是语文老师，也不是会唱《卡萨布兰卡》的那个男生。小雪再次纳闷儿：我怎么会喜欢那个男生呢？他不就是会唱《卡萨布兰卡》吗？

一次同学聚会，大家偶尔聊起语文老师。她从同学口中得知，老师已经离婚。同学们都奇怪：那么优秀的语文老师怎么会看上那位和他不般配的女老师呢？小雪心中“咯噔”一下，以前心中隐隐的妒怨变成了同情，她暗暗为自己当初的鲁莽而有点愧疚。

小雪终于明白，每个人的成长都要经历一些荒唐。内心五味杂陈的小雪，决定在自己的日记本上，写出年轻时的那段故事，题为《岁月书签》。

有一双眼睛在注视着你

目光

不知从哪天起，你刚刚走进教室，或是从座位上匆匆站起，总感觉身边不远处，有一双眼睛在悄悄注视着你。那不是往日同学间那种坦然的目光，那目光向你投射着令你有点羞涩的柔情，你为之怦然心动，脸上禁不住一阵火辣。

这是怎么了？我该不该躲避呢？

这种感觉，其实来自你身体内寻求安顿的激素，它提示你，你已经踏入了少男少女的青春花季，开始有了你喜欢或喜欢你的异性同学，忍不住彼此之间悄然注目或言行流露。

小虫子

校园里就曾发生过这样一幕。藤萝架下两个女孩在窃窃私语，眼睛不时地瞟一眼旁边正在谈笑的那几位男生。浓密的树叶里突然落下一条黑乎乎的毛毛虫，虫子在女孩的脚边翻滚蠕动。

若是没有身边那几位帅哥，女孩可能一脚就把虫子踩死了。说真的，她们一点儿都不怕这条虫子。可是此刻，两个女孩异口同声地尖叫起来，男孩们迅速冲上来一把“俘虏”了毛毛虫。一场“英雄救美”虽然够不上完美，但女孩的娇嗔与男孩的勇敢场景还是十分精彩。

被关注的成长之路

当有少男少女发现自己被一双异性的眼睛注视时，那种羞涩、激动、渴望、假装高傲的复杂心情，足够导致几天几夜的幻想与美梦。可千万不要以为你此时真的被丘比特的爱神之箭射中了，“嗨，中考准备好了吗？”与其想入非非，不如坦然和自己打个招呼，释放你心中的疑惑。

今天你看他，他看你，明天他的眼睛可能注视别处，少男少女的音容笑貌都足够美好，不经意的举手投足都可能吸引旁观者的眼球。这就是情窦初开，青春萌动。欣赏、喜欢、崇拜、爱慕，这些美好的情感在你和同伴们的内心都会不断飘浮，它们其实并无不变的对象，“朝三暮四”是正常态度，切不要为之贴上“花心”的标签啊。

所以，当你发现有一双眼睛注视着你，请不要为难自己，也不要责怪多看了你几眼的那位同学。因为你们都迈入了花季人生，结伴走在同一条成长之路。祝福你们，美丽智慧的少男少女，请珍惜这道绚丽的生命彩虹！

暗恋：花儿绽放的瞬间

这是哪种喜欢呢

暗恋的情结谁没有过呢？请问所有的过来人：“你经历过暗恋吗？”不用说，对方可能会笑你的问题太幼稚、太肤浅。是的，很多人都经历过暗自喜欢别人。

暗恋是一粒春天的种子，不知会在哪一天悄悄掉落在你的心间。一种从未经历过的情感萌发了，让你感到朦朦胧胧，甚至如痴如醉呢！

转瞬之间，你仿佛看见那粒美妙的种子在自己的心田破土出芽，它默默地抽出几片稚嫩的小叶，沐浴着青春的阳光，经受着春季的风吹雨打。你欣喜、惊悸、不知所措。是这种感觉吧?

躲在自己的小屋里，悄悄地对着镜子憨笑；冲到运动场上，亢奋地绕着跑道狂奔……你仿佛进入了一个梦幻中的花园，欣赏着花丛中的那一张笑脸；你看见，玫瑰高傲地绽放着；你偷偷走过去，选中最娇艳的那一朵，摘来插在自己的心坎上；你想每日每夜地呵护它，让它常开不败。

“啊，我爱上她了！”你这样肯定地对自己说。此时闯入你心田的，已不再是挂在床头的明星靓照，也不是邻家叽叽喳喳的小同学，而是身边熟悉而又陌生的女班长。她的出现让昔日的偶像通通失去光彩，笔记本上原本不起眼的那首小诗，突然让你读起来很是顺口，还颇感意义深远呢！从此，你脸上阵阵红晕浮现，见到她就怦然心动。

是的，这就是暗恋。在这里，我就说说我们高中班里那位“傻女生”小蕙吧。

男神

新来的实习老师欧阳简直让小蕙“蒙圈”了：1.82 米的个子，帅气的容貌，说话的声音好似电视台主播。小蕙竟然禁不住“哇”一声。再看班里的女生，似乎个个都神情欣喜。欧阳老师和蔼可亲。下课，他很少立即走开，常与同学们打成一片，谈笑风生。他讲课声音浑厚有磁性，言语中流露出风趣与真诚，至少小蕙是这么感觉的。她不想称他为老师，只在心底默念着“欧阳”二字。

当小蕙得知欧阳老师实习期满即将离校的时候，她竟然鼓足勇气要单独去见心中的“男神”。晚自习结束后，她小心翼翼地绕开同学们，独自走在通往办公楼的路上。不一会儿，恰巧碰上欧阳老师和另一位男老师迎面走来。小蕙不由得小声道：“欧阳老师！我……”此刻，她内心很是慌乱。“有事吗？”欧阳老师停步在小蕙面前。

没等另一位老师走远，小蕙差点儿哭出声来：“我真的好喜欢你，欧阳老师！”

“嗨，就当我是兄长吧！我喜欢班里每一位同学。”

欧阳老师淡然地回应，一边陪着小蕙慢步朝学校门口走去。小蕙走在老师身边，先是觉得有一点温暖，但很快感到一种苦涩、一阵茫然。

临别时，欧阳老师诚恳地对小蕙说：“小姑娘，别想多了！一年后就要高考，努力吧！老师等着你们考上大学的喜讯。你不是喜欢当老师吗？那就报考我上的那所大学吧。祝福你！”接着，欧阳老师把自己的学校和专业写在小蕙从书包里掏出的本子上。“拜拜！”欧阳老师转身离去了。

考上大学

小蕙将那一夜的情景铭刻在心。为了欧阳老师的祝福，她更加拼命地备考。第二年，她真的考上了欧阳老师所在的那所大学。然而，到校后她却得知，欧阳老师毕业后回到家乡湖南去教书了。

小蕙虽然有点失落，但并没觉得伤感。毕竟，她已经是一名大学生了，往事已成无法追逐的云烟……

是的，美妙的暗恋总是会捉弄人一段时光，或长或短。它会在情窦初开的少男少女心中如鲜花般绽放，但多半无法结出甜美的果实。然而，谁说暗恋不是人生花季该享有的体验？

朋友，当你懂得了这般规律，那就请你在享受暗恋的欣喜与美好时，不要执着于去采摘暗恋的果实了！

一个男孩的秘密日记

紫色丁香

第一次开始注意小薇，是在那个秋雨绵绵的下午。已经上课了，随着一声脆生生的“报告”，小薇披着一身雨雾飘了进来。她的紫色上衣被雨水浸润得愈加素淡，黑发上铺了一层晶莹的水珠，唇边挂着一抹羞涩的微笑。

小薇，真有点像一株雨中摇曳的紫丁香呢。她经过我身旁时，不屑地瞥了我一眼，我才醒悟过来：怎么盯着人家看了那么久呢？我不由得脸上一热，连忙低下头去佯装看书。

下课后，听见小薇的同桌责怪她：“怎么不穿雨衣呢？瞧你，都快成落汤鸡了！”

“我喜欢淋雨呀。一个人走在雨中，让雨点在你身上跳跃，听雨声和你说话，那种感觉，真是妙不可言！”小薇的声音柔柔的，好一个与众不同的女孩!

说来也怪，我和小薇同班这么久了，虽没交谈过，但平时也是低头不见抬头见的，以前怎么从没注意过她呢?

从那以后，我不禁对小薇暗暗留心起来，渐渐发现她的确是一个很特别的女孩。小薇平时文文静静，但每到参加班级的活动，她却积极地忙前忙后；和同学们谈话也是大大方方，一点不扭捏；她笑起来，两眼弯成月牙儿，声音就像风中晃动的一串银铃；下课后她不像别的女孩那样聚在一起叽叽喳喳说长论短，而是捧一本书坐在角落里静静地阅读，或者一个人站在窗前凝望远方。每当这时，她看上去总有那么一种神秘的风采。

我觉得小薇很难让人看透，这更加引起我的好奇心，我经常在一旁默默地注视她。

我变了

我发现自己渐渐地变了。以前不爱看书的我开始拼命地看书，以便下课后能在男孩的高谈阔论中独领风骚——只为引起小薇的注意；从来不做课前预习的我也努力做课前准备，以防老师提问时张口结舌——只因怕小薇瞧不起我。我不再踢足球时故意踢碎玻璃窗户，不再在教室里张牙舞爪大声喧哗，不再对同学粗暴……

平时一起玩的朋友对我说：“阿伟，最近你怎么怪怪的啊？”他们哪里知道，有一股力量在暗暗地支配和监督着我呢！

没有交出去的纸条

那天晚上，我在灯下坐了很久，想我的心事。我忍不住给小薇写了一张表白的字条，告诉她我内心掀起的那道波澜，告诉她我最近所表现的一切，就是想引起她的注意。“小薇，你知道吗？你明澈的眸子已经令我迷恋，你微笑的脸庞令我喜欢，你成了我心中的天使！”

第二天到学校，我却没有勇气把字条交给小薇。它在我裤兜里藏了一整天，已经被揉成纸团了。黄昏时分，我在楼梯上碰到了小薇，没有别的人，她轻轻哼着歌走上来。我把手伸进口袋里，放慢脚步。但是，当我看到夕阳映照下小薇脸上恬静的笑容时，我又犹豫了，还是没敢伸出手。我们擦肩而过——我害怕自己会破坏这份朦胧的美好。

站在血色黄昏里，我悄悄掏出那个纸团，咬着牙，将它撕成碎片，一扬手，任这群白色的蝴蝶在晚风中纷纷扬扬。回家路上，迎着微凉的晚风，看着身边掠过的陌生人群，我忽然有一种难以诉说的酸楚。

后来，我仍然默默地关注着小薇的一举一动，留意她每一个不经意的目光，但我把一切都压在心底。

足球场上那个叱咤风云的少年不见了，我变得沉默，发奋读书。朋友们都说："阿伟这家伙，是下定决心要考大学了。"我听了只是淡然一笑。有谁知道，只有在没有空闲的状态，我才能忘却自己的失落啊。

六月来临。经过轰轰烈烈的考试，昔日喧闹的校园变得寂寞起来。

一份美丽的记忆

我最后一次来到学校，偌大的校园显得空荡荡的，只有几个小孩互相追逐的笑闹声在耳边回响。远远地，我看见一个熟悉的身影。小薇独自站在教学楼前，旁边有几个小女孩快乐地做着游戏。

我静静地站立在树下，凝望着她，心里像是升起了一团云雾，曾经的各种感觉全部涌上心头。

我呆呆地站了一会儿，转身离开了学校，没有回头。我没有告诉小薇曾经悄然发生的一切。对我来说，那已不再有什么意义。明天我们就要各奔东西了，重要的是，我保留了一份美丽的记忆。

单相思也甜美

简单的高中生活

我今年上高一，生活非常简单，除了学习就是睡觉，最多也就“偷窥”几眼手机。很无聊吧？即使听音乐，父母也会限制时间，他们根本不理解我。我是个很独立的女孩，很有自己的信念。

一年前，我邂逅他时，没有那种紧张的感觉，只是觉得他一定会是我生命中很重要的人，这是一种直觉！

我很想见到他，每天都在学校门口等他，只为了看他一眼。

他并不特别帅气，甚至还有点儿呆头呆脑的。他要是个女生，一定是矜持文静的那种。那时候，有几个帅哥和我像兄妹一样，他们认为他颜值不高，又很沉默，我没必要理他。我不在意那些，只是跟着感觉走。

跟随着他的兴趣，我也改变很多，我发现了篮球的魅力。我从没有对他说过什么，但透过我的眼神，他似乎明白了一切。

直到毕业选择学校时，我哭了。我知道他一定会选择那所重点高中的，可我不想出现在他的眼前，去扰乱他的生活，至少现在是这样想的。

许愿

一个学期过去了，在多少个星光灿烂的夜晚，我遥望天际，许下美好的愿望，为他祈福，愿他快乐，愿他学习进步。我相信等到第 1001 个愿望实现时，我们共同的努力一定会有好的结果，我们会考上理想的大学。

我经常远远凝望着他的家，我会在想他的时候拨通电话然后放下，我也会在他生日那天以朋友的身份匿名寄一份礼物给他。他可能会猜到是我，我却不想让他在收到祝福的同时，有过多的牵挂。我确实很喜欢他，是很真很纯的那种喜欢。

单纯的喜欢

我怕把“喜欢”二字向他说出来太过沉重，可能压垮他，也累坏我，更怕影响我们的备考。我不想现在就向他表白，我把他当作心中的好友和未来的同伴，内心就感到很欣慰了。

如果每个女孩都这样把握自己初开的情窦，那么，单相思又何尝不是一种甜美的体验？

埋在心里的相思豆

遇到了Y

我是一个该上高三的男生，现在遇到麻烦了。我不想背着这个沉重的包袱进入高三，就给知心姐姐写了这封长信。

我是个秀气的男生，不成熟也不帅气，但还算聪明吧，经常得到老师的夸奖。

去年暑假，我在姑姑家遇到一个韩国女孩Y，她一点也不漂亮。我们一直用英语交谈。在以后的几天里，姐姐、我和Y经常一道去参观北京的名胜古迹。

那些天，我开心极了。我和她在一起的时候，好像有一种异样的感觉在心中荡漾。Y 回国后，我们在网上通信。我每天上网第一时间就会去看邮箱，最高兴的事就是看到她的来信。我想不明白自己为什么会对一个并不漂亮的韩国女孩这么上心。

寒假到了，Y 又来了。我们一起去北海。那天很冷，而我的心却很热很热。过马路时，我情不自禁地拉起她的手，带她避开过往的车辆。从此，班里所有女孩，乃至全校女孩，如果谁有一点 Y 的特征，我都会不由自主地多看两眼。

深埋着相思豆

我是个腼腆的人，没有对任何女孩说过“喜欢”之类的话。这次也一样，我不敢。我怕因为我的话，她会不再理我，那样我会更加伤心，可是如果让我永远埋着这粒相思豆，也不可能，因为埋得太久，总会发芽的。

Y 大概不知道我喜欢她，我从来没有表示过。我常常猜想 Y 两次送我礼物是否暗示着什么，但我马上又否定了。也许因为缺乏自信吧！我们俩有缘吗？为什么让我认识了她？我也想把自己从泥潭里拉出来，可就像一个人不能通过揪自己的头发爬出泥潭一样。我越陷越深了……

您看过《一闪一闪亮晶晶》吗？故事很是让我感动，每看一次，我都会想到Y，我会情不自禁地流泪，这是我今年的第一滴泪水，咸的而不是甜的。我的故事讲完了。

我该怎么办呢？我等待着知心姐姐的回答。

青涩时光把爱存放

小慧和肖萧

今天，我要讲一个关于情感的故事。主人公是小慧和肖萧，他们来自北京一所中学。故事是真实的，不真实的只是他们的名字。

15 岁的小慧正在上初二，一天，她已经预料到的事终于发生了。

初三的一位男生肖萧塞给她一张字条，向她表达了好感。当时小慧又是兴奋又是害怕，兴奋的是自己感觉是对的，因为她已经意识到，每次肖萧来初二班里找“大个子”，都是为引起她注意，醉翁之意不在酒；害怕的是，肖萧似乎追得很紧，暧昧的短信已几次出现在手机里了。要是让老师发现了怎么得了？一天好几个电话，老妈那里也瞒不过去啊！小慧内心很是慌乱。

肖萧和“大个子”好得要命，说不定会对“大个子”透露这件事呢。“大个子”的嘴巴极快……小慧想到这里，心都要跳出来了。

这天放学以后，“大个子”对小慧眨眨眼睛，阴阳怪气地说：“今天我得自己回家了，那小子说要等个人。”说完，他还不怀好意地做了个鬼脸，跑开了。小慧心里慌乱得差点跌倒在地上。她知道，肖萧正在学校门外等她。

心里乱乱的

想到肖萧，小慧的心里总是“咯噔”一下：他性情狂野，而且是学校摇滚乐队的鼓手，他打鼓的样子很是疯狂，那份激情令人震撼。好多女孩都对他动心呢！可他为什么偏偏喜欢自己呢？莫非自己有什么特殊的地方？想来想去，她心里很是迷茫。

校门口有个便利店，同学们都来这里买零食。此刻，肖萧正站在冷饮柜台前喝可乐，眼睛盯着门口。

看到小慧，他大大方方地走过来：“来一瓶？”不等小慧应答，瓶子已经塞到她手里了，容不得她推辞。接下来他建议约个时间，到校外咖啡店聊聊……“就这样吧！”没等小慧开口，肖萧转身离开，并已将“约会通知”发到小慧手机上了。小慧觉得脑子一片空白，晕晕乎乎回复了一句话：“我不想影响学习。”“当然。”肖萧回答得很干脆。

没想到，她刚一到家，肖萧的电话就打过来了。表白的口气直接而坚定，令小慧无以作答。她仿佛意识到大事不妙，匆匆跑进卧室想编写拒绝的短信，但一时脑海里没词了！剪不断，理还乱。少女每当此时，大概都如小慧般无助、尴尬吧？

聆听内心的声音

思索良久，小慧打开了前几天读过的那本书，找到其中的一页，上面有著名教育家陶行知先生的几句话：

“每个人，无论男女，到了一定年龄都是要谈恋爱、要过家庭生活的。但是，正如树上的果子，是熟的好吃，还是生的好吃呢？像这棵杏树，要是杏没有熟就摘下来，好吃吗？”

读到这里，小慧好像突然来了灵感，她拿起手机，顺顺当当写下了两句话：“你真的喜欢我吗？那就请等我成熟吧！咱们都像树上的青苹果，现在就尝太苦涩了。”小慧给肖萧发去了这条信息后，好像压在心里那块沉重的石头终于落地了。

第二天上学路上，小慧觉得脚步都轻松了许多。她每天都会路过初三的教室，今天心里却没有往日的忐忑。手机闪着信号，她打开看，对方的回复让她感动得流泪了：“嗨，真心谢谢你，小慧！放心吧，我们都会长大！”

小慧愉快地走进教室，见老师进来，她心里再也不打鼓了。

你拿什么支付爱情

暗恋

少男少女常会被一种感觉困扰：我“爱”上他（她）了吗？这种“爱”上对方的感觉往往非常强烈，以至于影响到正常的学习和生活。

常虹是在读高二的时候暗恋上李童的。李童在她的生活中无处不在，无论上课、放学、写作业，常虹都感觉到李童的目光在追随着她。她有时像喝了一杯红酒，有轻飘飘的微醺感。她几次想托好友去打探李童是否也喜欢她，但话到嘴边又说不出口。

内心的秘密令她忐忑不安，有时悄悄打量着李童那帅气的脸庞，强忍着心悸，一遍遍地倾听那首唱出她心思的情歌。

李童是班里的尖子生，在教室里，他的神情总是严肃而专注，眼睛只顾盯着黑板和课本。高二会考他是全校第一，听说他的目标是考进一流的重点大学。

李童似乎从未感觉到身边有位女孩在暗恋他，其实他对班里的任何女孩都没有留意。常虹并不知道，李童那几百度的大近视眼根本就无法看清女孩们的表情。

转眼他们升入高三了，常虹对李童的暗恋之情一点也没有减少。学校规定晚自习可以自愿参加，因为有同学的家离学校太远。常虹恨死了这条规定，因为她在晚自习时会见不到李童，他那个空荡荡的座位，常令她浮想联翩。

终于，在高三第一学期结束时，常虹意识到问题的严重性——她期末的成绩已从前十名掉到了第四十五名。

开始思考

那是初冬的一个清晨，常虹在困顿与惆怅中，想独自出去散散心。她骑车来到香山脚下，一口气爬到了山顶“鬼见愁”。

在瑟瑟的寒风中，她倚着一块大石头，让汗水和泪水尽情地流淌。此时，李童的一颦一笑仍在她眼前不断闪现，但她还是强迫自己镇静下来了。

她开始扪心自问：我这样自作自受，有什么意义呢？还有一学期就高考了，以我这样的状态和学习成绩，李童会看上我吗？此刻，一个响亮的答案仿佛在耳边环绕："常虹，醒醒吧！难道追到一个男生就是你中学时代的荣耀？没有自己的优秀学业和抱负，你拿什么去支付爱情？"

"不能因为他失去自我，我一定要超越他，考上理想的大学！"她暗下决心，无数遍地这样叮嘱自己。下山时，她感觉轻松而充满了力量！

考上了理想的学校

暑假里，当李童拿到清华大学录取通知书的时候，常虹也考上了外省一所重点大学。常虹离开北京时，李童和几位同学一起去送她。常虹深情地走到李童面前说："再见吧，让我们都不辜负在母校度过的这一段青春时光！"

持续的努力

四年后，常虹大学毕业，她拿着研究生的录取通知书回到北京的时候，同学聚会却未见李童的踪影。有人说，李童和他的女友去了新加坡读硕士，此时常虹似乎并未感到一丝波澜。

大学期间，她渐渐淡去了对李童的那份思念。身边不断有男生向她示意，她却不以为意，一心扑在学业上，好像时间总是不够用。

她偶尔也回忆起中学那段暗恋，觉得自己有点荒唐。不就是个数理化还不错的男生吗？我怎么竟会为他伤神呢？

常虹觉得自己真的成熟了许多，恋爱早已不是她的第一选项，因为她还有博士梦要去实现呢！

当然，父母已提醒过她，不要错过身边不错的男同学，但她觉得，曾向她示意的几位男生还不够优秀。

“你拿什么去支付爱情？”她常常想起这句话，也用这样的理念去权衡她未来要共度人生的男人。因此，在校园那一对对形影不离的情侣面前，常虹显得太过淡定。

岁月不负有志者。两年后，常虹终于如愿以偿地进了博士班。不久，导师便当了她的“红娘”，向她介绍了一位学长。两人一见如故，自然而然地谈起了恋爱。

常虹觉得自己够幸运。“命里有的终会有，命里没有莫强求”，她这样总结自己的成长与成熟，还常常以此去劝慰那些因恋爱波折而烦恼的同学和朋友呢！

今夜判决“初恋”

没有松开的手

周五下午，我和小强一起坐公交车回家。上车时小强拉了我一把，车上很挤，小强的手一直没松开我的手。偷偷看他，他低头咬唇，脸红得像熟透的苹果。我没挣脱他的手，很羞愧又很喜悦，这大约就是情窦初开的感觉吧。

我们同住在科研所小区，小强是我从小的好伙伴，稳重温顺、品学兼优。加上我妈妈和他妈妈关系亲密，我和他无论怎样友好也是名正言顺、绝无非议，两位妈妈还开过“娃娃亲”之类的玩笑呢。

从小学到初三，我俩常在一起学习，出去玩也是手拉手，亲如兄妹，各自获得的那些奖状都是“互比互助”的成果。

我俩一起考上全省知名的重点高中，成了高一住校生，相互间的关照就更多了。只是有时目光或手臂有意无意地触碰彼此，使我们有了儿时未曾有过的感觉：心慌意乱，躲躲闪闪。于是在有些同学并非恶意的玩笑中也有点“此地无银三百两”的那种脸红。

之后我们的接触莫名其妙地少了，我俩的成绩也有退出前三名的趋势，我心里有些害怕了。

面对问题

直到下车时小强才松手，低头慢慢地往家走去。快进小区时，他停下来吞吞吐吐地说了一句:“小丹，你好久没去我家了……”我掩嘴而笑，一半羞一半喜。我故意问:“你想让我去你家吗？”他点头时脸涨得通红。我轻轻说:“那就去吧。”

我的心里其实有一种犯错的感觉，而且是一种明知故犯。我知道他也是明知故犯，我答应他就是合谋共犯了。

前两天我和他就知道了：他妈妈和我妈妈一起出国培训。我爸爸出差也要十天半个月，家里已通知我和他这个星期天住校自理了。

下午放学时他那样别有用心地看了我一眼，我便心照不宣地和他一起乘车回家，作怪的青春情绪让我俩都有点“老谋深算”的意味。我想知道他在想什么，我想知道我自己的临场表现，我想搞明白两人那种单纯的友情何时何故变味了，我想在今夜弄清我俩是不是“早恋”了。总之，我内心的那些问号需要回答。

他开门时手有点抖。我知道，他九岁时便没了爸爸，他的许多性格特点是受外柔内刚的妈妈影响。关上门，拉亮灯，隔断外面的世界，我俩的童心便复活了。

我不由自主地拍了他一下，他冲我做了个鬼脸，我们都笑了。“咱们做饭吧？”“好哇！”于是一起忙乱。我俩都不会做饭，商量着、争执着、试验着、尖叫大笑着，弄出几样很不像样的东西，吃了几口便龇牙咧嘴倒掉了，但总算在说说闹闹中把紧张的气氛缓和了一下。

走进他的小屋，我们面对面坐下。他忽然说：“我们好久没这样了。”我心中也有同感：“是呀，这样真好！”然后你看我我看你都不说话了。在学校几次想方设法促成的见面，场面都有些尴尬，气氛庄重而沉闷。见面时说几句言不由衷的话便马上分开。人多时不敢对视，心乱如麻。真的好怀念从前那种两小无猜的坦然，不知道今天这种感觉从何而来？

是继续前行还是就此停步呢？真希望他明明白白地说出来，哪怕是“我喜欢你”之类的开场白也好。我想知道这青春花季情窦初开的真假对错，此时男生女生最亲近的关系和最美好的感觉，究竟属于喜欢还是恋爱呢？

解决问题

已是夜色阑珊了。

他起身走到窗前，听到“呼啦啦”一阵声响，我知道他已拉上了窗帘。我心跳加快，弄不清是喜是怕，只盼他先和我明明白白地说几句话。还好，他没有坐到我身边来，没有发生那种先拉手再往一起依偎的试探举动。若有，我真不知道自己该怎样应对。

他在我对面的椅子上坐下来，终于说话了：“小丹，我想知道……”

“说呀！我也想知道……”

“我怕你……不高兴……”

“说出来吧！也许……”

“我……”又卡壳了。笨拙的语言无法表达花季少年的隐衷，一切都被猜测牵绕着。他似乎听出了我的所想，于是不敢说了。我也似乎听出了他的所愿，也不敢催他说了。

夜越深，各自的担心和羞怯越强，彼此都太紧张。我沉默不语，倒是他生出点男儿的勇气，坐正了，慷慨出声：“小丹，我还是得告诉你！”

“告诉我什么？”

“不管别人怎么说、怎么想，咱俩不是早恋……而且，咱俩还得像从前一样，我不相信我们之间没有纯粹的友情……”

我有点惊奇地看着他，不禁泪如雨下……

他有些慌乱，站起来，进也不是，退也不敢……

我起身拉住他的手，终于鼓起勇气宣告：“我和你想的一样！”

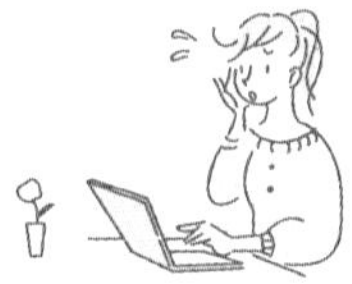

第2章

雨季的泥泞

这，就是我错开了青春密码箱付出的沉重代价。在此，我愿以自己的教训警醒青春期的同龄朋友们：请珍惜自己的青春时光吧！千万不要急着去开启眼前那个密码箱，偷尝那个苦涩的禁果呀！

紫藤架下的恋起恋落

焦急的心

朦胧月色，将宿舍楼前的花园照得树影斑驳。心事重重的石磊却无意欣赏这般美景，独倚在紫藤架下，一手撕扯着藤蔓，一手握着手机，心里不断地默念：快接电话，快接电话啊！

电话响两声挂断，再响两声再挂断，待电话铃第三次响起，他悄悄接听电话。这是他和金珂的约定，为的是躲开她父母的注意，可以有足够的时间回到私密的“闺房”。

就是这个约定，给石磊紧张的高中生活带来许多美好。

最近他一直尝试着“故技重施”，可每次都令他失望。更令石磊慌张的是，金珂突然发来这样冰冷的短信：“我最近成绩下滑很厉害，暂时不要联系了！”随后就再没理他。难道真的是因为她最近数学没考好，周末时家长被约谈了？可是他都答应了要给她补习数学呀！

回看自己发给金珂的一条又一条没有回应的信息，听着电话那头一遍又一遍的“暂时无人接听……”石磊神色黯然，心有不甘，往事一股脑儿翻腾在脑海中。

共同的兴趣爱好

石磊和金珂是同学，又是邻居，可谓青梅竹马，两小无猜。他们从小学开始就是好朋友，有很多共同的爱好。他们一起学乐器，金珂学钢琴，石磊学吉他；他们还一起参加课外补习，石磊奥数了得，金珂英语一流；他们都爱看漫威的电影，喜欢鲍勃·迪伦的音乐；中考后的旅行，他们在迪士尼合影，在环球影城打卡，一同登泰山许愿，到西湖划船。

渐渐地，两个人都感觉到，似乎在彼此深厚的友谊中，增添了一抹不一样的色彩。

紫藤架

高中开始，石磊和金珂没有被分配到一个班。不知道是否因为距离产生美，终于在月考后的一个晚上，紫藤架下的相约，让他们的友情得到升华。

“这莫非就是初恋？我们相爱了！”石磊心里涌起一阵波浪。

那晚也是月色朦胧，园中的紫藤花争相绽放。在夜色的掩映下，金珂就像一朵盛开的紫藤花，显得格外美丽优雅。石磊含情脉脉地看着她，一声不响。沉默中金珂颇感羞涩，便轻咳了一声，石磊这才回过神来。本想先问一问她的月考成绩，可话到嘴边却变了样：

“好久不见，十分想念。”

金珂一愣，低下头喃喃道：

“我也是呢！”

此刻石磊心跳加速，紧张而又兴奋地跨前一步，鼓足勇气看着她的眼睛：

“金珂，我喜欢你！”

金珂霎时涨红了脸：“我也……”

不等金珂说完，石磊就猛地亲吻了她的脸颊。

今晚，还是这月色，还是这树影，还是这紫藤架，可自己却已形单影只，不见心中那朵紫藤花……

石磊不舍地关上记忆之门，感到一种被拆散的悲凉。他想到了罗密欧与朱丽叶，想到了梁山伯与祝英台，甚至想到了高中课文中的《孔雀东南飞》……

他扯下一把紫藤花，撒向天空，随后奋力跑向操场，希望运动中的汗水可以浇灭失恋的痛苦。

紧张的高三生活转瞬即逝，失恋的痛感还是如影随形。石磊偶尔路过金珂的教室，从窗户望去，似乎看到了金珂回避他的目光，令他更添惆怅……

成绩的倒退

由于无心学习，接连两次的模拟考试，石磊都败下阵来，就连常胜不败的数学，也因为心神不定而一落千丈。

石磊成绩反常地倒退，很快引起了班主任王老师的注意。王老师几次找石磊谈心，终于了解到，眼前这个阳光的小伙子，是因为失恋的折磨而意志消沉，功课受到了影响。

王老师没有批评石磊，而是由衷地表示了同情和理解。王老师甚至还向石磊分享了自己中学时的一段感情经历：也是热烈的开始，平淡的收场，但回忆起来总觉得美好。

王老师语重心长地对石磊说：

“虽然短暂的懵懂情感结束了，但谁说这不是青春路上一道美丽的风景呢？人生旅途很漫长，你将会欣赏到的美景太多了。别灰心，挺起男子汉的胸膛！”

石磊拜别了老师，似乎觉得头脑清醒了些。

下午课后，石磊在运动场上碰到邻班曾与金珂一起学钢琴的小马，便装作不经意地问起金珂的钢琴弹得怎么样。谁知小马答非所问，一通夸赞起金珂的学习成绩来，说她硬是从上学期的全班倒数跃升为第三名，那种拼命劲儿谁也比不上。石磊听后觉得脸上有点发烧，说不清是愧疚还是悔悟，好像突然获得了某种奋起直追的力量。

决心

那天傍晚，石磊又来到花园，直奔那片熟悉的紫藤花。他轻轻摩挲着花架，轻声发出这样的誓言：“再见吧，紫藤！等我考上了大学，再来欣赏你那盛开的鲜花！”他转身走回教室，静静地打开书本。此刻，他仿佛觉得自己不是在上晚自习，而是坐在人生的一个大考场。他正在完成一份答卷，填写着他的信念和理想。

走出梦幻的迷雾

我第一次遇见心中“白马王子”的时候才17岁，在县城中学上高二。

有一天上物理课，班主任忽然领来了一个高高大大的中年男人，说：“你们的物理课从今天起就由常老师教。常老师是从上海来的，学识渊博，你们要好好听他的课啊！”那一刻，所有同学的目光都被这个新来的老师吸引住了。

他像某位电影明星，风流倜傥，俊朗温和，满脸笑意，一派大城市人的气质。他自我介绍：“我叫常远。有幸与明星同名，但请各位记住，我是那个当观众的常远，不是做演员的常远……”一下课他就被同学们包围了，大家问这问那，他的回答机智有趣。我们从没有如此盼望过上物理课。除了常老师知识渊博、幽默风趣以外，我总觉得他还有另外一种魅力。

他上课从来不用说“注意听讲”之类的话，所有人的注意力都自然集中在他身上了，人人都像过节一样，抑制不住从心底溢到脸上的开心。同学们哪怕答错了问题都是高兴的，只要能有与他说话交流的机会，尤其是女生。他所在的办公室成了女生们最愿意光顾的地方，他有课没课也经常到教室里转转，和我们聊天、讲故事、解题。许多同学将他视为知己，甚至愿意向他倾诉衷肠。

我说话并不多，只是默默地注视着他，我希望在他的眼里我显得和别人不一样，希望他能格外地注意我。实际上，他注意着每一个同学，谁找他谈心他都很乐意。我不知道是从什么时候开始感觉自己和他更为亲近，大概是因为有一天我鼓起勇气给他看了那篇日记，日记中有恭维和崇拜他的语句。有一次，我还有意地在他的课堂上提了个傻问题，让他哭笑不得。反正，我和他交集的机会似乎越来越多，努力让他对我的印象深刻。

那是我直到今天也不能忘怀的周末夜晚，我和另外一个女同学约他一起坐在河边唱歌（我们高中同学大都住校）。那个晚上我们过得非常愉快。天晚了，大家站起来慢慢地往回走。女同学轻快地走在前面，而我和常老师跟在后面。我正想开口问老师一个问题呢，他却对我和前面的同学大声嘱咐道：“时间不早了，你们赶快一起回去休息吧！我还要回教研室有点事情，不奉陪了啊！”我觉得老师还有话要跟我说，只是碍于另外的女同学在场吧？

从此以后，在班里我觉得自己和所有的同学都不一样了，我似乎跟他有了秘密的约定。放暑假，听说他要回家了，我心里很是失落，怕他在老家有女朋友。没人知道那个假期我是怎么过来的。

终于挨到了开学。一天、两天、三天，常老师真的没有回来，物理课换了老师。我很是不安，根本无心上课。其实已经有很多同学也忍不住向班主任打听，班主任只是回答不知道。我疯了似的按放假前他给我们留下的地址写信。很久很久，大约两三个月吧，他回信了，是给全班同学写的，信中说一些想念我们的话。他说因为父母的关系，他不得不回到上海。声称他是临时来代课的，让我们原谅他选择留在自己的父母身边，还说欢迎我们去上海玩。

我有些不甘心，继续给他写了两封信。他终于给我回信了，通篇是老师对学生的鼓励。我没有在其中找到我想要的字句！我仍不死心，觉得自己真的爱上他了！

开学不久，我竟然请了病假，坐火车去了上海。我很容易地找到了他任教的学校，可是不敢进去。我在学校门口徘徊，那该是他出来进去的必经之路。我从中午一点多等到下午六点也没见他的身影，又饿又困，几乎要晕过去。

后来，天下起了雨，门卫大爷出来把我请进传达室。大爷专注地吃着热乎乎的烤玉米，我就静坐在一张椅子上眼巴巴地盯着大门。在老大爷的一遍遍追问下，我告诉了他我要等的人。他说：“常先生啊！早回去了，你没看到吗？跟他夫人一道打伞出去的。你去家里找他吧。”

常老师永远也不会知道，那一刻，我站在他家的窗前，听着他和他的妻子又说又笑！正是在那一刻我明白了，没有人在等待我长大，我自己必须快快成长，走向成熟，不要再做这么幼稚愚蠢的梦了！

在回家的路途中，我好像突然醒悟，从缠绕在我心中的那片迷雾中解脱出来。

第四天，我大病初愈般地回到了学校，终于投入到紧张的学习之中。

失落的恋情

进入同一个班

认识她，不是偶然，而是注定。

高二分班的时候，我和她在同一个文科班。我也不知道自己是怎么选上文科的，是出于对文学的爱好，还是为了她？因为我很早就对她有好感，看她在校刊上的每一篇习作，看她在校园里蝴蝶似的跳舞，慢慢地，我的眼光就离不开她了，脑子里常常出现她，日记里写的是她，做梦也常见到她。

也许是天意，老师让我们在一起工作，我和她成了班里的宣传委员。就这样，我们有了很多接触的机会。

她是个活泼的女孩，爱笑，爱唱歌，画画也很好，这使我更加增添了对她的爱慕。每当学校要出黑板报，我们就会在一起商量，然后是她作画，画好后我去填字。我们配合得很好，完成了学校和班里的任务。

两颗心

久而久之，我俩就有了一定的感情。我很高兴能了解她并和她交往。每天上课的时候，我们都会传字条聊天，她写小诗给我，我回给她。开始时，我们都说好像是在“纸上恋爱”，可是，控制不住的是我们那两颗年轻跳动的心。

在校内校外，我们的交往慢慢多了起来。我们晚上一起到江边的大石头上坐着，享受晚风的吹拂，听江水流动的声音，喜欢那样的感觉，两个人靠着，听彼此的心在跳。记得那时的我很沉默，有时她一个人在那儿说她的故事，我只是静静地听，生怕说错话使她看不起我。

分手

我们有了更深入的了解以后，我觉得她太开放，和谁都聊得来，经常和别的男生一起说说笑笑，有时还很亲昵，根本无视我的存在。我越来越不能忍受她不把我放在眼里的那种姿态，内心醋意大发。她来男生宿舍，多半不是找我，而是找别人。

终于，我狠下心来和她分手，可是我不懂怎样对她说。

忽然有一天，她告诉我，我们不能在一起了，散了吧。我没说什么，只是静静地听着。因为我根本不想反抗。那一天，我逃课了，独自来到我和她常坐的江边石头上，没有感觉……

分手后，我们见面很尴尬。为了不见面，班里的黑板报，总是她画完后走了，我才上去把文字填上。之后的工作也很少了，不久，我辞去了班干部的职务，接着就是她一个人出黑板报了。

她来了，带来的是两个人的快乐。她走了，留下的是一个人的悲苦。

现在，她还是像以前那样，活泼开朗，而我，变得比以前更沉默了。我们的那段交往，只是她青春期的一段小插曲，对我来说，却如晴天的一场暴风雨，毕竟那是我的初恋。

我很沮丧，很后悔，觉得自己很傻。我还会遇到第二个喜欢的人吗？我小心翼翼地期盼着，等待着。

错开了青春密码箱

初恋

高中第一学期，我就爱上了班里的一个男生。爱的滋味很苦。起初，这种苦来自外部给我们的压力。因为学校规定不许谈恋爱。可那是我们的初恋啊！

我们不懂怎样面对火山一样突然爆发的情感，也不想表现得那么狂热。

可是，我们没能控制住自己，结果大家似乎都知道了我们的事，老师在课堂上旁敲侧击，同学们在背后议论纷纷。在这种氛围中，我们却靠得更紧，让彼此的温暖来放松神经，否则我们可能就崩溃了。

苦果

一个风雨交加之夜，我们仍然在公园约会。我衣服穿得很少，坐在走廊的板凳上冷得瑟瑟发抖。他紧紧地抱住我，我觉得一股暖流涌遍全身。那一夜，我豁出去了，索性把自己交给了他。

当时，我以为自己永远都不会后悔，知道自己在做什么。结果却不是这样。

有天放学后，我与他去逛街，很迟才回到家里。进门后，我看到爸爸妈妈正在手机银行上仔细计算着他们存下来的那点积蓄。我望着他们，猛然发现他们的脸上、手上有那么多我从未注意过的皱纹。

他们让我坐下，认真地解释说，要凑够 10 万元，才够我上大学的费用。父母满脸的憔悴，让我心里有说不出的心痛和惭愧。父母为我操劳和节俭，可我却把大好的时光用来谈恋爱。我顿时感到深深的自责。

整个暑假，我都沉浸在愧疚中，觉得自己不是父母期待中的好孩子。我甚至开始鄙视自己，唾弃自己。我不知道怎样表达心中的罪恶感，就拿洗脸毛巾狠狠地擦浴室的地板。

我想要痛改前非，却感到很不自信。我知道，一条白毛巾弄脏了可以扔掉，换一条新的，可我的人生却无法扔掉重来啊！

正当我沉浸在痛苦中需要安慰的时候，发现他开始对我冷漠起来。他说父母已发现了我们的关系，向他发出了严厉警告，所以他决心与我分手。

我这才明白，原来，我把自己托付给了一个承担不起责任的男孩！我觉得自己好可怜，好无助！愤怒与悔恨终于把我击倒了。

我很快出现头晕目眩的情况，接着发高烧。期末考试前我在家躺了半个月，父母带我去医院，医生说我患了抑郁症，让我服药。就这样，可怜的父母去给我办了休学手续。

重新出发

三个月休学养病的时间到了，看在父母的分上，我咬紧牙关回到了学校。我心头的那种痛感，至今仍挥之不去。虽然我努力让自己振作起来，也在加倍投入时间和精力补上落下的功课，但我真不知道，两年后我能不能考上一所重点大学。

这，就是我错开了青春密码箱付出的沉重代价。在此，我愿以自己的教训警醒青春期的同龄朋友们：请珍惜自己的青春时光吧！千万不要急着去开启眼前那个密码箱，偷尝那个苦涩的禁果呀！

被扼杀的“初恋”

后脑勺

提起我的少年时代，我就有些伤感。

不知为什么，我从小学六年级开始，就总爱盯着前排女生的后脑勺发呆。那是一个梳着两只羊角小辫的女孩。班主任经常把我爸爸请到学校里，说我上课走神儿。我爸是那种特别望子成龙的家长，班主任一告我的状，他就会罚我。可是惩罚还是不能遮挡我的眼睛，我仍禁不住地往女孩的后脑勺上瞟。

上小学的时候，我自认为是个意志薄弱的家伙。班主任与我分别的时候，像是很不解地说：“你说你这挺聪明的小脑袋瓜，天天都想啥呢？”我表面上应着，检讨自己的学习态度不端正，可心里却在说：我想的是啥能告诉你吗？

其实我对“羊角小辫”也只是一种朦胧的好感。从本质上看，我就是想知道女孩与男孩究竟有哪些不一样。

就这样，我一路稀里糊涂地进了中学，真正的打击也就从此开始了。

米兰的影子

上初二的时候，班上转学来了个叫米兰的女同学。

班主任很喜欢她，牵着她的手走进了教室。米兰长得也的确像花一样娇艳，让人眼前一亮。我怎么看怎么觉得她像我的梦中情人，所以总是有意无意地庇护着她。比如竞争班级宣传委员的时候，我就有意让着她。不过米兰像是不怎么领情，她数落起我来从不给面子，我却不恼怒。

那段时间，我一闭上眼睛，脑海里浮现的全是米兰的影子，她的一颦一笑都会牵动我的神经。

有一次，米兰生病了，我在她家门外徘徊很久，就是没鼓起勇气敲门。这就叫“初恋”吧？有贼心没贼胆！

假如我一直这样胆小，把这份情愫埋藏在心底，那也算是留下了一份美好的回忆。可惜，后来我大胆了一把，结局就很是悲惨了。

邀约电影

事情起因于电影。

我上中学的时候，大家的零花钱并不是很多，所以如果谁请客去看了场电影，就像是豁出去了很大的成本一样。小喜同学的家里很有钱，常常请同学看电影，因此就赢得了许多人的笑脸。我却与小喜势不两立，原因是学期末评选先进时，我们俩争夺一个名额。结果我就被淘汰下来，我认为是他向班主任“贿赂”了电影票。

我憎恨小喜，可这并不代表广大群众的意愿。像米兰就整天与小喜嘻嘻哈哈的，混得蛮不错。这让我很难受。

一次我无意间听说米兰想去看一部印度电影，可小喜又一时无法满足。我感到这是天赐良机，于是攒了一个星期的零花钱，没舍得买半根冰棍，又从我妈的钱包里悄悄取了几块钱，凑足了数买了两张高价票，送给了米兰一张。

当时她什么也没说，只是笑了笑就收下了。她这一笑，我就美晕了。

成了“坏”孩子

转天，我美滋滋地赶到电影院门前，迎接我的却是班主任，旁边竟然站着我爸爸！我一见老爸铁青着脸，浑身就哆嗦起来。请女同学看电影外加偷父母的钱，数罪并罚，我就开始了漫长的停课检查。

这时候，我又想起了米兰的笑脸。我怎么就忘记了“笑里藏刀”这个成语呢？出了这事之后，我在学校里成了人人皆知的“坏”孩子。

米兰的爸爸找到学校，当着班主任的面警告我：我若再敢多看他女儿一眼，他就把我的眼珠子抠出来。我真是想不通，我那时候连“爱”和“性”这类词都没听说过，能有什么非分之想？但是没人对我的动机感兴趣。

后来几任班主任像接力一样，把我看得很紧。在学校里，我就像一个犯人，到哪里总觉得有人在我的背后指指点点。

我开始厌学，若不是有我爸震慑着，我早就跑到社会上混去了。班主任把我的事弄得满城风雨，而米兰也没从中获得好处。有了我的前车之鉴，好多人都开始提防她了。

多年后的相聚

过了许多年，老同学们组织了一次聚会。又见到米兰，我没主动跟她打招呼。她埋怨我太小气，对当初的事情依然耿耿于怀。她甚至还调侃说：“谁让咱们赶上那个时代呢！要不然，你现在请我看电影吧，我保准答应你。”

我并不是怨恨米兰，只是在那次经历之后，我的中学生活变得黯淡了。我对一个女孩的好感，竟给我带来了那么大的麻烦。

其实少年时的迷惘，就像黎明前的黑暗，最需要有一盏灯的指引。可那些本应该为我们释疑解惑的人，偏偏给我们的眼睛戴上了眼罩。

在我的学生时代，学校里是禁止所谓“早恋”的，也曾开设过一门叫生理卫生的课程。到了这一章节，老师一准儿合上书本，让学生自学完成。

现在想起来，班主任总是喜欢穿一袭黑装。因为她的黑色，我的青春也就缺失了斑斓的色彩。我有一个伤感的青春。

如果将来，我的孩子遇到同样的问题时，我想我是知道该如何处理的。

折翅的千纸鹤

我是丑小鸭

日本有个古老的传说：折 1000 只纸鹤挂在窗前，微风吹过的时候，许下一个心愿就会实现。

小小的我曾经对自己说：“当我碰到我的‘白马王子’的时候，我就会折 1000 只纸鹤，许愿让我变成他的‘白雪公主’。”

那时候，姐姐是我最崇拜的人。姐姐长得很漂亮，功课也好，在学校里是团支部书记，每学期她都会捧回一张大大的奖状。而小小的我，在人们眼里，只不过是只丑小鸭。

姐姐上高三的那年，有个男生每天晚自习后都送她回家，等姐姐房里的灯熄灭了才静静地离去。那时的姐姐每晚都早早熄灯，为的是让那个男生赶紧离开，过几分钟她才再开灯复习功课。我想，姐姐一定很喜欢那个男生，因为那时姐姐的脸上每天都挂着幸福的微笑。

王子和公主的幻想

那天是姐姐的生日，我蹦蹦跳跳地回到家，在家门前见到了那个男生。他微笑着走近我说："小妹妹，请把这个礼物交给你姐姐。这块巧克力是给你的，好吗？"我冲他眨了眨眼睛，点了点头。

望着他消失在道路尽头，我有点莫名的兴奋。那个男生穿的是休闲服，我仿佛觉得他就是《美人鱼》里那位高高帅帅的王子。

后来，我再也没有见过他。再后来，我知道他考上了北京的一所大学，姐姐却考到了南方的学校。

他的名字叫雪松。姐姐毕业那年，雪松回来了，姐姐却继续留在南方考研。

那年，我上高二。雪松常来我家，陪爸爸下棋、聊天，看我做功课。

生病

一个阴雨绵绵的日子，我突然听妈妈说，雪松得了白血病，好像活不过这个冬天。也就是在那天，姐姐打来电话，说她有男朋友了，过年时会带他回家。

我知道，姐姐的男朋友一定不是雪松！那天，我穿着心爱的白裙子在雨中飞奔了一个多小时，在医院的一间病房里，我找到了脸色苍白的雪松。站在他的床边，我听到雪松在朦胧中呼唤着姐姐的名字。

我给姐姐打了电话，告诉她雪松得了白血病，快不行了。可是，姐姐却说她现在正忙着考研，没有时间回来。

我的愿望

从那天起，我默念着雪松的名字，折了 1000 只纸鹤，在每只纸鹤的翅膀上写上了我的心愿：但愿人长久……折好的那一天，我抱着一个大大的盒子来到雪松的床边：

“雪松哥哥，这是姐姐给你的，她说盒子里面有 1000 只纸鹤，把纸鹤挂在窗前，微风吹过的时候，许下的心愿就会实现。”

我看到雪松的眼里闪过一丝亮光，那是对幸福的期盼。我忍不住扭过头去，泪水决堤而下……

站在窗前，我用颤抖的手挂上了一只只纸鹤。当看到满满一窗的纸鹤时，我说："雪松哥哥，纸鹤挂好了，你许个愿吧！"雪松没有回答。转过身，我看见雪松已经睡着了，脸上挂着幸福的微笑。

微风吹过，纸鹤发出"沙沙"的响声。夕阳下，一只只纸鹤像要飞起来，但我那"但愿人长久"的愿望，却永远也无法实现了。我的眼泪，洒落在纸鹤的翅膀上。

后来我考取了雪松哥上的那所大学。在校园里，我到处寻找着雪松哥过去的影子。结果令我失望。雪松哥呢？他一定在天上那缥缈的云朵里吧！我拿出我的千纸鹤，把它们撒向天空，阳光下，纸鹤闪着耀眼的光。我握着一只纸鹤的翅膀，轻轻地念着："但愿人长久，但愿人长久……"

陪伴心灵的梧桐树

不同的城市

天际偶尔有白云飘过，明亮的阳光在梧桐树叶间闪着点点滴滴的白光，叶缝里的天空如同蓝丝绒般柔软。幽静的午后，空气清新得似乎可以看见丝丝缕缕飘浮着花香的水分子。风吹起萱萱白色的裙角，裙角轻轻飞扬。

“你真要离开这个城市了吗？”

“嗯。”

“你还会常来看我吗？”

“嗯。”

“我……”

“我会像你希望的那样努力学习。”

倚在梧桐树下的那个人离去了，望着那个熟悉的背影，萱萱心里泛起一阵阵幸福的忧伤。萱萱进了本市的这所大学。新的学校，新的同学，都使她感到陌生和孤独。没有他的身影，没有他的陪伴，萱萱颇感寂寞。

同学们都在忙着自我介绍，喧闹的人群，灿烂的微笑！萱萱觉得这些都与她无关。

她望着窗外那棵高大的梧桐树，泪水大滴大滴地往下掉落。没有人跟她说话。她每天望着梧桐树发呆。他曾给予的温暖此时已荡然无存了。她内心在默默地等待，等待那个曾经在树下给过她承诺也给她的生活带来过许多快乐的人。她期待看到他的笑容，看到他的沉着刚毅，期待再次听到他的鼓励：“你要学会勇敢，学会坚强！”

短暂的相遇

梧桐叶子开始一天一天枯黄。萱萱数到第九百九十九片叶子落下的时候，终于等到了他的到来。他站在树下，被风吹乱的头发遮住了前额。萱萱看着他消瘦的脸庞，忽觉一阵莫名的忧伤。

“你终于来了！”

“我……我要走了。”

“去哪里？”

“学校派我去参加全国数学竞赛的培训，大概要去几个月。”

“嗯……”

“萱萱，你要像我们以前在一起时那样的快乐，要在同学们中交上好朋友啊！”

“嗯！”

萱萱看着他严肃的表情，泪水一直在眼中打转。她在他身边依偎了一会儿，便送他离去了。他们身后的梧桐叶大片大片掉落，仿佛在诉说着一种告别的不舍。

自从他这次离去后，萱萱夜里常常出现一些奇怪的梦境：她又听见爸爸的吼叫，妈妈的哭泣，奶奶的呻吟。

12 岁时，萱萱目睹了妈妈被推进火葬场的焚尸炉，推出来时已是一包骨灰了。那时她没有哭，直到奶奶把她领回家，她都没有掉一滴眼泪。从那以后，她觉得自己再也没有依靠了。早晨从梦中醒来，萱萱的枕边都会湿润一片。

她总是回忆和他在一起的日子，以此来平息自己内心的慌乱。那是她觉得安全和快乐的日子，是被一个人保护和关爱的日子。

这个冬天特别寒冷，入冬不久就下起了鹅毛大雪。天空灰蒙蒙的，雪花落在地上发出寂寞的沙沙声。萱萱站在窗前，看着那棵梧桐树一点点地被雪覆盖，心想，那个朝思暮想的人应该快回来了吧！

得知真相

这天，放学的时候，老师递给萱萱一个黄色的信封。她一眼就认出信封上那熟悉的笔迹，心中一阵欣喜。匆匆收拾好书包，她急忙跑到那棵梧桐树下。树枝上压着厚厚一层白雪，一阵寒风吹过，落在地上的雪花又被卷到空中飞舞。

萱萱在树下小心翼翼地拆开信封：

“萱萱：这回我真的要走了，虽然内心实在舍不得你啊！半年前我就得知自己患了绝症，我一直在寻找一种方式来告诉你。我想，不辞而别对你的伤害会小些吧？萱萱，我再也不能陪伴你了！你一定要学会坚强！这是命运的安排，你不要太难过。那棵梧桐树就当是我的灵魂，可以一直陪在你身边。我幻想，如果有来世，我一定会成为你最亲近的同伴……”

萱萱再也撑不住了，一下子坐到了雪地上。她抬起头，强忍着眼泪。灰暗的天空，凌厉的北风席卷着雪花在她身边飞舞。雪花打在脸上，她已觉不出寒冷。她勉强站立起来，抖了抖身上的雪花，手扶着这棵孤独的梧桐树，她终于哭出了声：“我一定要学会坚强！”她仿佛听见，自己的哭声在风雪中飘得很远很远……

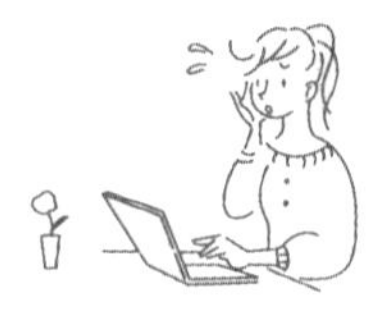

第3章

情系两代

我开始了新的篇章，记录着幼稚、冲动的一页翻过去了，迎接我的是新一程的人生之路，是迈向成熟稳重之路。这段既美好又痛苦的经历虽已过去，却深深地铭记在我心里。我要感谢生活，感谢理解与呵护我的父母和老师。

又是槐花飘雪时

五月，槐花如雪，阵阵幽香，甜得让人心醉。细碎的槐花随风起舞，飘忽不定；风儿吹过，纷纷扬扬，落下遍地槐花……每逢此时，我的心中总会有些感触，尽管我早已过了伤春悲秋的年龄。想不清，那飘落的槐花代表的是什么，直到有一天我才明白——那如雪花般纷纷飘落的槐花，不正是我少女时代的梦吗！

淡紫色

树下斑驳的石凳30年前还很新。

30年前，我只有14岁，喜欢在槐花盛开的时候穿一身淡紫，然后安安静静地坐在这里。那时我一直以为，淡淡的紫色很神秘也很出众，而且紫色的衣服和雪白的槐花很相称。

我是在等一个人——胡同里的美华，那是我长到14岁时，第一个让我动心的男孩。他高大英俊，动作矫健，至少当年我是这样评价他的。并不是我每次从家里偷偷溜出来都能看到他，等得心烦时我会在胡同里慢慢溜达。

那时候，最渴望的场景是：我正好走到他家的门前，那扇黑色的木门“吱”一声打开，我可以近距离地看清他灿烂的脸庞。

如今我已不记得从始至终和他说过几句话。在我的记忆里，只要能够看见他，我会高高兴兴地过上好几天；若是和他说上一句话，我会一个星期都兴奋不已。槐花盛开的时候，美华喜欢上树摘花，摘到花再扔下来给树下所有的孩子。

可是我一直觉得，他是为了我才摘花的，他丢给我的那串才是最好的。吮吸花心，咀嚼花瓣，我确信是因为有了美华，槐花才有了清香与甜美。

传言美华要搬家，那几天我的眼睛一直哭得又红又肿，害怕从此不能相见……

用“魂牵梦绕”形容那时的我或许有些过分，但我确实已被他迷得看不见别的男生了……

槐花雪

花开花落，转眼30年过去了。我的女儿也长到14岁了，现在是她在做少女梦了。一张小小的纸条惹得她心神不宁。藏藏掖掖、吞吞吐吐，她到底还是把心事告诉了我——班里有位小酷哥让她寝食难安。

沐浴在花香里，我和女儿坐在斑驳的石凳上，头上是一团团、一簇簇盛开的槐花，身边是一片片、一堆堆飘落的槐花雪。

我给女儿讲起当年的故事。“中学毕业以后我们各奔东西……”就在此时，离我们不远处，那多年前我曾经盼望打开的黑色木门“吱”一声打开了，走出来的正是已届中年的美华！女儿近距离看清了当年我迷恋的他。

“哇！老妈，不会吧，您怎么就这眼光呀！”是啊，变化太大了。他当年的英气荡然无存，今天的他更像鲁迅笔下中年的闰土。他的生活发生了什么我不知道，但我真的庆幸，自己不曾对他表白过什么。

摘下女儿发丝上的槐花，我轻轻地问她：

“很想拥有一份爱情，是吗？”

女儿点点头，又重重点点头，眼睛里却有一丝茫然。

我接着说：“少女的情感体验确实非常美好，但幻想的成分太多，理智的选择太少，一旦操之过急，受伤害的往往是自己。校园里爱情是有的，但那最多是一粒种子，是种子就要等待阳光和雨露。一切，让它顺其自然吧……”

岁月的传承

五月的槐花永远那么美、那么香，又是槐花飘雪时，我想对女儿也对和她同龄的孩子们说——爱情是有的，她属于明天。

你想拥有她吗？那就请珍惜今天。

妈妈听儿子讲“初恋”

儿子已经上了高中，长到了一米八的大个头，掌握的科学知识甚至超过我，我却从来没想过可以和他平等而认真地谈谈爱情这类话题。

餐桌上的谈话

那天，丈夫到外地开会去了，我为儿子做了他最喜欢的晚餐，我们一边吃饭一边聊着。

忽然，儿子对我说：“妈妈，爸爸不在家，我们讲点有趣的事，谈谈爱情好吗？”儿子的话差点让我惊掉了下巴。不到16岁的儿子要和妈妈谈爱情的话题？眼前这个大小伙子真是我的儿子吗？大大的问号闪现在心里，我脸上的表情很不自在，儿子却显得那么坦然。

他告诉我，他们班里有同学谈恋爱了。

是吗？上高中才几个星期啊，就开始谈恋爱？现在的孩子怎么啦？“你可不能做这样的事情啊！”这句话还没说出口，儿子就仿佛明白了我的想法，把手一挥：“妈妈，这方面你不用教育我，我的初恋在小学就结束了，我不会再恋爱的。”我再次吃惊地看着儿子：“什么？在小学就开始了初恋？早就结束了？”

我一下子意识到，眼前的儿子真的长大了，不再是那个天真幼稚的毛孩子了。可他才16岁啊！为了知晓他的内心世界，我还是鼓起勇气让他讲讲他的初恋。

他说：

“小学我们班那个女生，可真漂亮，真聪明，我真的喜欢她啊！有段时间，我几乎每天都想着她。她是我迄今为止遇到的最好看、最清纯的女孩。可惜，后来她跟她妈妈出国了。她虽然离开了我，但她那可爱的样子，一生气就翘起的小嘴，还有我们在一起的快乐时光，像一幅幅图画留在我的记忆里。你以为什么叫初恋，初恋并不是恋爱，并不是两个人一定要表白，也不一定要让对方知道。初恋只是一种感觉，只要你有那种美好的感觉就行了。我觉得，我的初恋已经完成了。”

这家伙摇头晃脑，一副“曾经沧海难为水”的过来人的样子。我有些感动了，竟然心里也在暗暗想象那个女孩的形象。但作为母亲，我更关心儿子会不会因为再次出现这样的情感而影响学习。我想继续这个很美好的话题，于是说出自己对爱情的理解，它在生活中的位置，可以在什么时候谈恋爱，谈恋爱要具备什么资格，等等。

儿子微笑着但心不在焉地听着。看得出来，他其实根本没听我讲什么，只是沉浸在对自己“初恋”的美好回忆中。

迟到的意识

我终于相信，孩子的情窦早就开启了，只是我们做父母的不明白，他们成长的速度被我们低估了。忽然间，我深深地感到，作为母亲，我对儿子原来如此陌生，我从没有走进过儿子的心扉。

幸好，有了这个晚上，让我知道他的内心曾经有过一段美好情感。

我们夫妻和儿子虽然生活在同一个屋檐下，却对他的了解太肤浅了。我们没有认真解读过儿子的青春密码，更没想到他有过“初恋”情结。但儿子勇敢地向我敞开了心扉，他把我当作了朋友，将他内心最隐秘的一页展示给我，我却还在以“教育者”自居呢!

我在儿子面前第一次感到惭愧。我在心里默默地对儿子说：“儿子，你今天给我当了一回老师，教我今后该怎样做你的母亲。妈妈真感谢你啊！”

天使的翅膀没有折断

骄傲的公主

我是一个活泼开朗的女孩，虽然没有漂亮的脸蛋，可绝对属于有气质的那一类。围着我转的男孩真不少，我才不正眼瞧他们呢。他们都说我是骄傲的公主，管他们怎么说，我还是快快乐乐、开开心心地学习。

但是最近，骄傲的公主有了心事，脑海里出现了一个令我爱慕的人。他既不是我的同学，也不是我的好朋友，而是我的数学老师——一个身材魁梧的大男人，长着一双会说话的眼睛。他的风度像极了电影《罗马假日》里的那个格利高里·派克，而他正是我心目中倾慕已久的白马王子。

我的幻想

我想象着：在宽敞的厅堂里，我在钢琴上弹着《爱情进行曲》，他则在一旁含情脉脉地看着我，轻轻点头；在回响着浪漫音乐的大庄园里，夜空晴朗，满天繁星似乎伸手可摘，月光下盛开的鲜花，景色迷人，他拥着我在庭院里漫步……我像着了魔一般，沉浸在自己编造的故事里。

我夜不能眠，茶饭不思。每天到学校，我都盼着上数学课，对其他课程失去了兴趣。于是，我的学习成绩陡然下降了。

我开始写日记，把对数学老师的思念写下来，我觉得他只属于我一个人。爸爸妈妈发觉我有些不对劲。我消瘦了许多，成天懒洋洋的。班主任也上门来告状了，她警告说，如果再不努力，我将留级。爸爸妈妈想找出原因，他们不断询问我，可我一回到家就关上自己的房门，什么都懒得说。

我不想说，我觉得自己在家里就像个陌生人。

秘密被发现

然而，我最神圣的秘密还是被他们发现了。他们偷偷打开了我抽屉的锁，查看了我的日记。他们并没有责骂我，说这是成长中的正常心理，但让我转学，说是为了让我专心学习。

但我觉得，离开那位数学老师我会活不下去啊！思来想去，我决定抛开女孩的羞怯，给老师写一封信，索性把我对他的思念告诉他，看他怎么回答。

那天下课时，我匆匆跑到讲台前，把那封信偷偷塞进了数学老师的本子。

表白后的恐惧

可是一回到家，我的“梦”就突然醒了！我做了可怕的事！我想象着老师一边读信，一边轻蔑嘲笑的神态；我似乎还看到老师在班上宣读这封信时同学们哈哈大笑的场景。

我失态了！我怎么那样愚蠢？那一夜，我没合眼。

早上起床，我内心十分空虚。我假装平静地背着书包上学，但没有去学校。我焦虑不安地等待致命的打击。

为了排遣自己心里的慌乱，那天我逃学了。

晚春的天气暖洋洋的，我躲在江边一座小山上的树林里。清晨，淋过雨的地面又潮又凉，但那沁人心脾的春风吹拂着，我感到一阵舒爽。我靠着树，坐在如茵的草地上，看着鸟儿扑棱棱从草丛里飞来飞去，然后越过围墙消失在蓝天里。我心里羡慕极了，那鸟儿真自由！

我想，要是一切都没有发生，要是一切可以重新开始，该多好啊！羞愧与懊悔一直折磨着我。

天渐渐黑下来了，没有谁来找我，树林里黑漆漆的，我害怕极了。我在黑夜的树林里摸索，想离开这里。但树枝总是咔咔地擦着我的脸，差点绊倒我。我迷路了，吓得大哭。我悲伤，我恨老师，我恨父母，我恨所有的人。我敞开心扉面对这个世界，却没有得到善意的回报，我觉得这个世界对我太冷酷了。

我的幸运

父母和老师找到我的时候，树林里已微露晨曦。妈妈搂着我说：“我们回去吧！”

庆幸的是，回家后爸爸妈妈没有责骂我，而是加倍关怀我，和我聊天，陪我散步，并给我解析“少女梦”是怎么回事。

爸爸说：“你是我们的天使，你的翅膀还太稚嫩，承受不了爱情的分量。但是，你的翅膀并没有因为这一次的鲁莽而折断，我们相信你还会回到蔚蓝的天空翱翔。”

我说：“你们既然相信我，就不要让我转学，好吗？”爸爸妈妈拍了拍我的肩，高兴地说：“这才像我们的女儿！”

转天，我背上书包上学了。看到数学老师，我没有回避他的目光，他也没有一点异样的表情，好像一切都没有发生过。我的心稍稍安定了下来。

放学后，我决定到老师办公室向他道歉。出乎我的意料，他根本不接受道歉。他说，对异性产生好感，甚至有喜欢爱慕的感觉，本来就很正常，不值得大惊小怪。只是有的人把这种感情掩藏得很深，有的表达出来罢了。他还告诉我一个对谁也没有说出过的秘密：他在中学时期也像我一样，给异性写过“情书”，只是对象不是老师，而是一个女生。那位女生既没有声张，也没有接受他的爱意，而是保持了沉默。为此，他一辈子都从内心感谢她。

听着老师的叙述，我仿佛看见河面的冰层在解冻，甚至听见冰块断裂的咔嚓声。我预想中的致命打击，根本就没有发生。

重新开始

经过这场春雨的沐浴，我这棵小树开始重新绽放新芽。我明白了幻想和现实之间有多么大的差距，知道怎样管理自己的情绪。曾经迷途的羔羊回到了自己的群体，我又恢复了正常的学习。

我开始了新的篇章，记录着幼稚、冲动的一页翻过去了，迎接我的是新一程的人生之路，是迈向成熟稳重之路。这段既美好又痛苦的经历虽已过去，却深深地铭记在我心里。我要感谢生活，感谢理解与呵护我的父母和老师。

未熟的果子不要尝

忐忑不安

那是我女儿升入中学的第二年，优美的琴声渐渐稀少，频频的电话铃声却日益增多，悄声细语，颇显神秘。我仔细观察着女儿的一举一动，心里忐忑不安。

有一天，我照例去收拾女儿的房间。一张粉红色的字条吸引了我的目光："小颖，你说你也喜欢我，那就真的试试吧。"看着字条，我的头脑有点发蒙：这个"试试"究竟意味着什么呢？

突发奇想

第二天是休息日，我突发奇想。我在市场上买了一个青苹果和一个青核桃。

回到家，我先拿出那个青青的小苹果让女儿去洗。女儿感到很奇怪：“妈，您怎么就买一个苹果，还这么小？”

我告诉她：“人家说这种苹果特别好吃，咱们尝尝吧。”女儿用水果刀把小苹果分成四份，我和爱人各一份，女儿将一小块苹果放到嘴里，随后“哇”的一声，跑进卫生间吐了出来，大声地埋怨：“什么苹果，又苦又涩！”我又拿出那个青核桃让她尝尝。她看了看，刚要用牙咬，她爸爸忍不住喊出了声：“有毒啊！”女儿吓得跳了起来，青核桃骨碌到地板上。

我趁势对女儿说：

“知道了吧？没熟的苹果又苦又涩，没熟的核桃是有毒的。许多美好的事情也是一样，要到可以尝试的时候才能去尝试啊！”

女儿听出了我的言外之意，思考了一会儿说：“核桃有毒，观赏一下也无妨。”听女儿的这句话，看来她还没有真正摆脱幻想，我决定找个机会跟她更明白地讨论这个问题。

旁敲侧击

晚饭后，我旁敲侧击地问女儿，班里男女生之间的关系很好吧？女儿老实回答说，关系还不错，经常一起出去玩。她还说，也有一对对谈恋爱的，她的一个好朋友最近就和邻班的一个男生好上了……说到这里，女儿抬起头，小心地看了我一眼。

我装作不在意地和她闲聊：

“青春期异性间产生倾慕、喜欢、好感，这并不是真爱，千万别那么陶醉；否则，就会在人生的大好春光中，只顾欣赏眼前的‘无名小草’‘歪脖子树’而忘却了前面还有无限风光——大草原、大森林、美丽的海洋。”

女儿似乎不同意我的说法：“但是，怎样才能看到‘大草原’‘大森林’？能够欣赏脚下的‘无名小草’和眼前的‘歪脖子树’，难道不也很饱眼福吗？”

我笑了笑，心想：这孩子看来真是走火入魔了。“你如果想不通，可以把班里所有的男生身上的优点收集整理后写成书面报告。咱们以后再谈好吗？”我这样劝她。女儿若有所思地点点头。

心照不宣

几天后，女儿主动对我说：

“我没有收集全班男生的优点，因为当我收集整理到班上第8个男生的优点时，明白了您那天说的话是对的。我觉得班上男生各有各的长处。这是不是如您所说，我已来到‘大草原’和‘大森林’了？”

我趁势告诉她：“乖女儿，你别着急，随着年龄的增长和阅历的增加，后面更大的‘森林’和‘草原’还在等着你呢！你现在需要的，是为远足旅行储备足够的资源，有这个耐心吗？”女儿心照不宣地对我点了点头：“我会努力的！妈妈，放心吧！”

从此，我真的把悬着的心放下了。

开在教室里的红玫瑰

孩子们的礼物

当我迈进教室的瞬间，我惊呆了：玫瑰，红色的玫瑰在学生的课桌上绽放着笑脸。我这才猛然想起，今天是所谓的情人节。

情人节，这个国外的节日，不知何时，也成了中国人的时尚，更想不到，竟也成了中学生一个快乐的日子。

我这瞬间的反应，丝毫没有躲过孩子们的眼睛，教室里有了些许骚动。有的互递眼色，有的窃窃私语，有的左顾右盼，也有的惶恐不安。

看来，这是他们给我这个班主任准备的一份“情人节礼物”啊！好吧，我还是坦然地面对这精心准备的礼物吧。

“你们用这么美丽的玫瑰花来装点这节语文课，我真有点受宠若惊了呢！”我笑呵呵地说。也许是我的话语出乎他们的意料，也许是我的幽默让他们不知所措，教室里出现了瞬时的安静。

玫瑰花的故事

我信步走下讲台，顺手从一个学生的课桌上拿起一枝玫瑰：“好漂亮的红玫瑰呀！”我一边欣赏着手中的玫瑰，一边赞叹着。

此时，我感觉到学生向我投来异样的目光。我把眼神从手中的玫瑰移向学生们：“你们在一个非常的日子，选择了具有特定意义的玫瑰，置于一个特殊的场合，为我引出了一个有意思的语文话题。是这样吗？”学生们被我这一口气说出的话逗乐了，教室里的气氛也一下子轻松起来。

“那我先问问你们，是否听说过有关红玫瑰的故事？”只见学生们个个摇头。“看过《希腊神话与传说》的同学应该记得，在古希腊，一位爱与美的女神阿芙罗狄蒂爱上了美少年阿多尼斯。有一天，阿多尼斯出外打猎被野猪咬伤，阿芙罗狄蒂知道消息后，急忙赶来。当她奔向奄奄一息的阿多尼斯时，却在匆忙中不小心一脚踩在白玫瑰上，带刺的白玫瑰把女神的脚刺伤了，殷红的鲜血滴落在泥土上。后来，在女神鲜血滴落的地方，长出了一丛丛鲜红欲滴的红玫瑰。源于这个古老的神话，西方人后来开始用红色的玫瑰来象征爱情。”

我把故事这样讲出来。“当然，那是西方的神话演绎的关于红玫瑰的传说。在我们中国的传统中，不是以玫瑰象征爱情，而是以红梅花、凤仙、红莲、红牡丹等象征爱情。用红色的玫瑰来表达爱情，在中国是近代的事，这也是文化影响的结果。”

我停了一下，看到同学们听得全神贯注，心想，何不将有关的文化传递给他们呢？

“大家都知道，今天是西方国家的传统节日之一，但你们知道这个节日的来历吗？相传这个节日源自英国。一个名叫瓦伦丁的年轻基督徒，因为反抗罗马统治者的专制而遭到逮捕。狱中，他和监狱长的女儿发生了恋情。随着刑期的临近，和自己心爱的姑娘诀别的日子迫近了。就在 2 月 14 日临刑之前，他给自己的心上人写了一封情书，述说了自己的情怀，之后便昂首走向刑场。从此，基督教徒们为纪念这位为了自由而献出生命的年轻人，就把 2 月 14 日这一天定为情人节。可你们知道我们中国的情人节是哪一天吗？我们是将农历的七月初七作为情人节的。咱们在了解西方文化的时候，也不应该忘记自己民族的传统文化，你们说对吗？”

在孩子们的眼神里，我看到了他们的心悦诚服。我顺手把那枝玫瑰放回课桌，并意味深长地说了句：“玫瑰花很美，不过，玫瑰的枝条上长着许多刺，采摘的时候要小心哦！”话音落下，学生们会意地笑了。

“好，这堂语文课的作业就改成写一篇短文，以玫瑰为话题，文体不限，怎么样？”我就这样还给了学生们一份意外的“礼物”。

不同寻常的一节课

下午的自习课，我像往常一样去教室转悠，发现讲台上有一束红色的玫瑰，下面压着一张字条：

“您真是一位不同寻常的语文老师！我们原以为会降临的暴风雨没有出现。如果说以前我们还远远地观望着您，提防着您，那么今天我们却亲近地向您敞开了心扉。您富有诗意的短短几句话，您讲述的关于红玫瑰的传说，还有您蕴含深意的友善告诫，让我们感受到了您的宽厚、您的智慧、您的关爱。这束玫瑰花送给您，祝您永远年轻美丽。您的学生。”

我将这束红色的玫瑰轻轻地捧起，幸福感随着淡淡的花香沁入我的心田，感动伴着花朵灿烂的笑容激荡在我的脑海。在幸福和感动簇拥下，我的心与孩子们的心紧紧地贴在了一起。孩子们的祝福是美好的，为什么我们不能以美好的心愿来回报孩子们的热情呢？

儿子偷看裸体画

儿子 12 岁了，不知什么时候，他有了些许变化。比如写作业喜欢把门反锁上；看电视时，荧幕上出现接吻、拥抱的镜头，如果我们在场，他会把头转向一边，我们不在时，他却看得很上心。于是我们开始尤其关注起这个小家伙了。

冷处理

今年春节前的一个晚上，他独自在书房学习。妻子进去取字典，见儿子赶紧将一本《读者》杂志合上，脸上露出慌张的神情。

妻子回到客厅，把见到的情况对我说了，末了丢下一句：“管教儿子，你做父亲的责无旁贷呀！”我肯定了妻子的“冷处理”，又叮嘱她千万别反应过度。

联想到近来儿子的一些细微变化，我猜到他是在“欣赏”《读者》杂志里的人体画插图，具体说是两幅女性形体画插图。这两幅插图我也看过。孩子慢慢长大了，开始产生“性”趣了，但我没想到这变化来得这么快，该怎么对待呢？我也有些茫然。

第二天晚上，我轻轻敲开书房的门，一边帮儿子整理书桌，一边想着如何切入话题。见几本《读者》放在书桌上，我随手拿起来翻看，问儿子一些学习上的问题，他的回答还挺让我满意。我问他《读者》杂志怎么样。他说最喜欢《少年科学画报》，《读者》上的文章太深奥，但喜欢里面的漫画、封面和封底的歌曲。

我翻到中间的裸体画，问他这个怎么样？他扫了一眼，有点脸红，低下头说看不太懂。我便问：“画家为什么画不穿衣服的人呢？赤裸的人体美吗？”孩子抬起头看着我却没有作答。

美育

我打开书柜，将自己以前学画时买来的《人体素描》《人体油画集》拿出来翻给他看，告诉他，人是万物之灵，不仅人的思想和才智是万物之灵，身体也是动物中最美的。我们可以拿人体与任何一种动物躯体进行比较，无论哪种动物躯体，从形态到比例都不及人体美。比如男性发达的肌肉，倒三角的体形，强有力的四肢。又比如女性身体柔美的曲线，正三角的体形，丰满的乳房。人体的这些特征是经历了几万年进化的结果，作者画这些是对人类生命力和美的歌颂。

我注意到，孩子听得挺认真，脸上的红晕渐渐消去，羞涩也不见了，似乎听懂了我的话。我拿出几幅极具动态美的裸体画，把这些画册推到他面前说：“你自己慢慢欣赏吧，有空和爸爸交流一下心得体会好吗？”儿子高兴地点点头。

当天，他在日记里这样写道：“我今天学到了许多关于绘画的知识和欣赏美术作品的方法，没想到艺术和科学关系这样密切，绘画艺术原来是这样高雅、美好。以后我要认真上好美术课。”

以后的几天里，我又和他谈了一些人体绘画的基础知识，如头像的“三庭五眼”，人体画的“立七、坐五、盘三半”等。听我解释后，儿子居然想要临摹一幅头像。我高兴极了，赶紧帮他找来纸和笔。他能否画好并不重要，但他能从对人体画好奇到欣赏人体艺术之美，进而要学习表现美，这是多么可喜的进步啊！

引导

儿童心理学告诉我们：孩子天生就有一颗好奇心，一切未知的领域都会成为他们探索的目标，关注人体也是无可非议的正常探索心理。受传统观念影响，有些父母一旦发现孩子有关注异性身体的行为，便可能采取疑惑、挖苦或回避的态度。这就可能伤害到孩子的自尊心，扼杀好奇心及其探索事物的兴趣。而回避呢，就是放弃教育引导的机会。

孩子太小难以辨别是非，放任自流不利于他们的成长。父母如果正面引导，用美育去抢占孩子的精神阵地，那些色情垃圾就难以污染到孩子的心灵了。

感谢妈妈的含蓄与淡然

好朋友

高三那年，我和一个男生走得很近，我们一同上学，一同回家，周末相约自习，逛商场，跑很远的商店去买参考书。也许是那种高考压力下的孤独，使我们彼此产生信赖，觉得有一个人陪伴就有勇气走下去。

每一次模拟考试后我们都会去爬山，在凌厉的疾风中谈论着遥不可及的未来和理想，听空荡荡的山谷间回响着我们的声音。我们不觉得这样有何不妥，因为我们只是亲密地并肩作战，谁也不会对谁许诺什么“秋后的果实”，我们还不懂爱情。

无助

然而，班里的传言是难免的，说我们恋爱也好，说我们思想开放也好，同学们都酸溜溜地看着我们俩，更有人心存不满。

很快，我们的交往被班主任知道了，她立即召开家长会。我原先以为我是那种可以让老师放心的“好学生”，想必她了解我做事情的分寸；何况在高考“大战”即将爆发的紧张状况下，她不会让父母那边给我压力吧？

然而，那天家长会，我母亲还是被单独留下来谈话了。我远远地看见她和班主任在走廊上“密谈”，神情严肃，令我感到很紧张。我猜想，令我害怕、忌讳的天大误会发生了，而我对此又将是百口莫辩。

一种深深的无助和迷惘在我的内心蔓延，我仿佛陷入一个泥沼，想要拼命挣脱出来，但无力自拔。我是一个需要被人信赖、被人肯定的女孩，如果失去这些支持，我会软弱无力。

母亲回到家时，我锁上了房门，独自发愣。看着窗外万家灯火，我突然想从这个世界消失，与任何人都不再有关系，甚至母亲。

那种可怕的念头紧紧擒住我的心，令我感到窒息。睡觉前的洗漱，我小心翼翼地避开母亲。可母亲还是在我要进房间的那一刻叫住了我：“青！”我回过头，冷冷地看着她。我尽量使自己不露一点情绪，而且装着很疲惫的样子。

母亲呆呆地看着我，竟然说不出话来。

这是我第一次看到母亲的窘迫，我知道她很为难。“今天你们的班主任跟我们家长讲了一些……一些你们这个关键阶段要注意的事情……”母亲不连贯地表述着，艰难而犹豫，“她好像说，现在你们年级中有……有男女同学走得太近的情况，影响不大好……你，我想知道你有没有……”

我别过头，不看她，说：“怎么可能，我学习都来不及，哪有心思去干那个事？”

母亲仿佛舒了一口气，说：“那就好，早点睡吧，我还一直担心来着。”

她上前安顿我上床，帮我掖好被子，关上灯，说明天早点叫我起床。我在黑漆漆的房间独自躺着，脑子里依然很乱。母亲似乎并不知道我真实的情况，否则就没有必要问我。那么，就是班主任没有告诉她？我心情平静了许多，觉得一切又变得正常，闭上眼睛沉沉睡去。

信任

几天后，一个周末下午，母亲在我身旁织着毛衣，不经意地对我说：“你说可气不可气，我居然听人说看到你和一个男生在逛街。我想他们一定是看花眼了，你学习这么紧张，哪来的时间？”母亲说着眼睛盯住我，一动不动，我知道她在等我的回答。我镇定地握住手中的笔，好让手不至于颤抖。

“是吗？怎么会？我没有啊，什么男生？”我做出一副沉思的样子，突然想起一件事：“说不定是那次跟表弟去肯德基。你知道表弟人高马大，站在我身边完全可以充当我的男朋友了。他上次还说要冒充一下呢……”我滔滔不绝地讲着，可是觉得这个谎话不大高明，心里有些忐忑。

“啊，原来是这样，很可能的。”我知道母亲一眼就看穿了我的谎话，可是她仍然点着头表示相信。

我感激地看着她，我明白她是在告诉我，其实班主任已经向她说明了一切，但是她不打算追究这件事，因为她信任我，不让我难堪。我们母女心照不宣地把这个秘密保留着，永远不会揭穿。

我知道，母亲对我的保护，除了偷看日记、打听男女同学的情况以外，还有另一种形式——看破而不说破，给你绝对的信任，让你自觉把握分寸。

我那脆弱的自尊心和隐私在那一刻获得了安全感。我内心暗暗发誓：绝对不辜负母亲的信赖。

包容

后来，我上大学了，和那个男生在不同的城市。我们开始还偶尔打电话聊聊天，但很快就懒得聊了。随着时间的推移，彼此的吸引力消失了。

我非常感激母亲那时对我和那位男生正当交往的宽容态度。如果她把事情渲染得很严重，那么我必然会逆反地提高对那个男生的重视程度，还可能盲目地把那种友谊当作爱情什么的，说不定会大义凛然地和那个男孩一道去捍卫所谓爱情呢！

我知道，以青春期叛逆的心理来说，我是绝对有可能在那种情况下做出极端行为而伤害母亲的。然而，母亲的宽容与信赖保护了我。母亲那双清澈的眸子中沉淀着许许多多的秘密，其中最令我感动的就是那件几乎影响到我整个人生的事。

我想，我们每个人都有一种自尊心强的心理，都会努力去成为别人希望我们成为的样子。

当家长和老师对我们加以肯定的时候，我们会做得更好；但当我们在成长的道路上得不到充分的肯定和信任，甚至总是受到怀疑和训斥，那么，我们的心灵就会受到伤害，甚至落下残疾。我的母亲给了我这样的尊重、这样的理解，使我能够坦然地面对生活中出现的挫折。

妈妈，我多么思念你那清澈的眸子。虽然我现在已不在你身边，可是在我心里，你那深沉的母爱永远是我成长的力量。在每一个沮丧或孤独的时刻，我仿佛都能听到你坚定而温柔的声音。

我赞颂伟大的母爱，我感激智慧的母亲！

爱的助力来自母亲

在妈妈眼里，我一直是个很懂事守规矩的孩子。我自己也没想到我会在高一时春心萌动。

开始莫名的心跳

磊是个帅气的男孩，样子有些酷，有一双独具魅力的眼睛和令人喜欢的笑容。他很调皮，学习成绩像过山车似的时而攀上顶端，时而跌入低谷。

我活泼好动，在班上也是个引人注目的女孩，我和磊的接触自然比较多。在我们偶尔对视的刹那，我总会感到一阵莫名的心跳。

我们的故事是从那个周末的晚上开始的。磊请我去夜店，我头一次向妈妈撒了谎，说去同学家补课，妈妈丝毫没有怀疑我。

在夜店里，我和磊伴着欢快的音乐跳了起来。当我们跳得正高兴时，我突然感到身后的那个男孩故意蹭了我一下。磊看得很清楚，他一伸手拽过那男孩，毫不示弱地给了他一拳。那男孩也毫不手软地还击了磊。我慌忙拉开磊:“算了算了，我们走吧！”围观的人也把那个男孩拉走了。

走出夜店，看着磊那红肿的脸，我的眼泪夺眶而出，心里却感到欣慰，因为他是为了我而受伤。我们坐在街边的长椅上聊天，越说越开心，很快忘记了刚才的不悦。夜深了，寒气逼人，磊脱下了他的外衣披在我肩上。霎时间，心动的感觉如此强烈，一种从未有过的温暖迅速波及我的全身。

那天，直到凌晨我才回家。我又一次对妈妈撒了谎，焦急等待的妈妈仍旧毫无疑心。

妈妈邀请他吃饭

以后的日子里，我和磊常常在一起。我们俩也说要抓紧时间学习，但还是忍不住去夜店、去公园，快乐的日子像长了翅膀一般飞过。怕被妈妈看见，每次磊送我到离家大约500米的地方就停步，目送我进家门。然而，细心的妈妈还是很快觉察到了我的秘密。

那一天，磊送我到老地方，我们迎面碰到了早已在那里等候的妈妈。我心里“咯噔”一下，呆住了，脑子一片空白。令我惊讶的是，妈妈看我们的眼神一如既往。她微笑着对磊说：“到我家坐坐吧！”磊慌忙拒绝了。妈妈于是友好地邀请磊第二天到我家吃晚饭。

送走磊，我心乱如麻，不知妈妈用的是哪一招，一定是在用招数分开我俩。那一夜，我没睡好。

第二天放学回家，妈妈的眼神仍是那样平和温暖。她做了一桌好菜，热情地款待磊，这使我的心平静了不少。吃过饭，妈妈终于把问题摆上了桌面。她对我们说：“你们长大了，我相信你们能够正确处理好自己的事。我不反对你们交往，但我用经验告诉你们，爱是需要足够的能力去培育的。”

说到这里，妈妈停住了，微笑着用她特有的眼神看着我们。

磊出门时，妈妈附在他耳朵边说了些什么。

此后，我和磊仍经常在一起。但我们不再去夜店、公园，而是把更多的时间用在学习上。早晨，我们一起上学，午饭后，不是我帮他补习英语，就是他帮我补习数学。我和磊暗暗地发了誓，一定要考上大学，增强培育爱的能力。怀着这个信念，我们每一天都在努力着，仿佛有使不完的劲。

妈妈仍会在晚饭后不时走进我的房间，跟我谈谈心。我一不留心就谈到了磊，妈妈总是静静地听着，偶尔插上一句。

我和妈妈的心贴得更加近了。

共同学习

此时，我正坐在高三的教室里埋头苦读，抬起头来看看磊同样用功学习的背影，我心中倍感踏实、欣慰，因为我们都在朝着既定的目标奋斗。磊转过头来微笑着对我点点头，他知道我在想什么。

妈妈对磊说的那句话是:“爱是动力，它一定会使你们变得更优秀！”

妈妈助我度过那次失恋

表白后的失恋

那一次，我真的觉得一切都完了，17 岁的我第一次遭遇失恋。

我壮了很久的胆，才向邻班英俊潇洒的牧野表明了爱慕之意，他却不以为意：“谢谢你！我很高兴，但是我没有那样的准备，非常抱歉！”这是多么冷酷的外交言辞！那么高傲、可恨又可爱的他！那一刻，我恨不得找个地缝钻进去。

在早餐桌边，妈妈见我神情沮丧，便轻声问：“感冒了吗？”我没有回应。妈妈开玩笑似的甩出一句：“嗨，莫不是失恋了吧？”

“失恋”二字忽然惊醒了我。我瞪着眼问她：“你怎么知道？”这下泄露了天机，我正别扭呢，妈妈却笑言：“祝贺你，我的宝贝，你终于失恋了！”我简直不敢相信自己的耳朵。什么？天下竟有这样的母亲，女儿失恋她还要道喜？

和妈妈聊初恋

那天放学后，妈妈带我在一家咖啡馆坐下来，她为我要了一杯咖啡奶。我忧伤地低着头，提不起精神。她问我那个男孩是怎样的人，我禁不住赞赏了一番。我说自己很笨，竟未看出那个男孩并不在意我。妈妈却说那个男孩太笨，竟然不识这么好的一块珍宝。

我说：“妈妈，你太抬举我了。因为你是我的妈妈。”

妈妈喝了一口咖啡：

“小娜，你出生时我得知是个女孩，别提多高兴了。像我一样，你有一天要恋爱、嫁人、做母亲，完成一个女人的使命。初恋是美好的，但也有苦涩，它是一生中的宝贵财富，只能拥有一次。初恋是人生第一次情感尝试，也是你成长的一次契机。这就是为什么我要祝贺你。”

“这个男孩的拒绝并不意味着你的失败，因为你还只是一朵含苞待放的玫瑰，未到绽放的美丽时刻。待到鲜花盛开时，一定会引来真正的尝花者和护花君，就像我和你爸爸的相爱时刻。”

我顿觉一股暖流涌遍了全身。我问妈妈：“你也失恋过吗？”她又笑起来，肯定地点了点头。我问她当时的感觉，她说当时好像天塌地陷，她趴在被窝里哭得天昏地暗。

后来外婆来到她的房间，打开窗户，安慰她说：“直子！我们给你取名叫直子，就是希望你无论遇到什么挫折都能笔直地挺着腰杆向前走啊！你看，太阳已从东方升起来，新的一天不是又开始了吗？”听了妈妈的回答，我止不住泪流满面。妈妈递给我纸巾：“好女儿，哭吧，痛痛快快地哭出来！”

随后，妈妈开车带我到海边。面向大海，我们两人像喝醉酒一样大声“噢啊”地喊了起来，妈妈仿佛变成了一个少女。

我的七天计划

回家后，妈妈为我制定了克服失恋的七天计划。

第一天，她“命令”我把自己房间打扫一番。杂乱无章的房间一下子变得清爽，我的心情也立刻舒爽起来。第二天，妈妈教我给全家做晚饭。我从来没有做过像样的饭菜，那天竟用了四个小时才把晚餐做出来，虽然色香味都不理想，却得到爸爸妈妈的夸赞。第三天放学后，妈妈带我到一个音乐俱乐部，说要帮我实施勇气训练。一位女孩微笑着对我说：“请吧。”我觉得周围的人都停下来在看我。妈妈鼓励我说：“孩子，勇敢些，把你最拿手的肖邦曲子弹出来。”我咬着嘴唇，红着脸，弹出了那首最著名的《别离之曲》。

不知不觉中，我仿佛与那个伟大的天才和自然之子站到一起，我感受到了他与乔治·桑分手时那种刻骨铭心的痛苦。我仿佛听到了西班牙古修道院里的钟声，看到普罗旺斯庄园早春的雨雾和情人的伤心哭泣。此刻，我又回忆起牧野的那张笑脸，泪水肆无忌惮地流淌下来。

我再也无法弹下去了，低下头把脸埋在钢琴上。

那一刻，世界仿佛静止了，周围听不到一点声音。当我抬起头来时，听到身后响起了掌声，是母亲在为我喝彩。我转过身去，发现妈妈脸上也挂着泪花。我奔过去与妈妈紧紧地抱在了一起。

接着，大厅里响起了热烈的掌声。他们在为一个穿着学生制服的清瘦女孩鼓掌喝彩，我好像听到了成年人对失恋者伤感的深切理解。

第七天过去了，我在教室外的走廊里又见到了牧野，我勇敢地向

讲述。

“我和小钢从小一起长大，我们一起做游戏，一起打闹，我受欺负时他总是赶来帮忙，用他的小拳头把‘敌人’赶跑。就这样，我们从幼儿园到小学，现在又进入初中，都在一个班。我一直默默地喜欢着他，把他当成我最知心的朋友。可是上初中后他渐渐疏远我，有意回避我。现在，他更和班上好几个女孩打得火热……我心里酸酸的，有一种被抛弃的感觉。妈妈，你说小钢他怎么能背叛我呢？”

女儿的述说仿佛把我带入到了她的童年。嬉戏打闹中那串串银铃般的笑声，彼此亲密无间的耳语，都会在每个人的记忆深处留下美好的回忆。

和女儿的深刻谈话

“你的心情我完全理解。”我拍拍女儿的肩，安慰她，“你和小钢的友谊能从小保持到现在，的确很珍贵。但我要告诉你：友谊就是友谊。它有两个特点，一是有阶段性，不同时期可以和不同的人结下友谊，所以，一个人可以有少年时的朋友，青年时的朋友，还有成年时的朋友；二是友谊是开放的，一个人可以同时有几个甚至更多朋友。友谊和爱情不同，爱情要求专一，是排他的，需要忠诚于所爱的人，但友谊不是这样。女儿，看得出你是一个非常浪漫的女孩。你十分看重青梅竹马的友情，以为凭借它可以自然过渡到爱情，但这是不现实的。青梅竹马是古人的诗句，它赞颂的是两小无猜的童年友情。在曾经封闭落后的社会环境中，人们无权自由选择配偶，相对而言，青梅竹马式的好朋友，如果能最后结为夫妻就很美好了。但今天的时代已经大大不同，人们的活动范围扩大，交际能力增强，不仅可以广交朋友，就是选择恋爱对象，也可以‘挑三拣四’。这正是时代给了男女更大的自由，可以保证婚姻中的配偶是自己满意的人。”

“现在的问题是，情窦初开的你，错把自己与小钢从儿时建立起来的友谊当成了爱情，所以你希望他不要和别的女孩交往，这对小钢来说是不公平的。因为你们自小开始建立的友谊，并不具有爱情的目标，双方并没有承诺什么。即使承诺也无法当真，因此，也无须承担爱情的义务。其实，就是初中这个阶段，也不可奢谈‘爱情’，因为爱情的分量太重，你们稚嫩的肩膀难以承担。从小钢看，他也并未进入恋爱状态，既然同时和几个女孩‘打得火热’，也可以说他们之间是友谊而不是爱情。”

听了这些话，女儿渐渐止住了哭泣。我接着说：

“爱情是人间最为美好的感情，但拥有它，还需要足够的准备。就像苹果，要由青变红，由苦涩变甘甜，需要季节的到来，风雨的沐浴，还需要施肥浇水。我赞成你开始思考爱情，但不要误解爱情，否则会徒然增添许多烦恼。你还可以结交许多朋友。尽管爱情的种子还没有发芽，但友谊之树却可以枝繁叶茂。当你从自我划定的圈子中跳出来，从广泛交往中获得朋友们的关心帮助时，你就会感到友谊的空间是多么广阔，拥有纯洁无瑕的同窗之情是多么美好！”

“至于你和小钢，你们的友谊很宝贵，值得珍惜。你可以继续和他交往，把他当成一个值得信赖的朋友。但双方的关系是独立而不依赖，彼此尊重而不相互控制。”

女儿点了点头，但又不放心地问：“妈妈，你不会把这件事告诉老师吧？”我笑了，说：“当然不会了。妈妈相信你会自己把握好这份感情的。这是咱俩之间的秘密，如果你不同意，连你爸我都不告诉！”

又有了新朋友

这件事情之后，我也开始反省自己由于工作太繁忙，对女儿的感情关心得太少。我开始有意识地邀请同事们带着他们的孩子来家里玩，特别是与女儿年纪相仿的男孩。我还鼓励她多参加集体活动，在班级集体活动中与小钢自然地交往。

一段时间后，女儿不仅交了几个新朋友，而且和小钢也重新成为了好朋友。

我家发生过绝密事件

我的女儿秀秀自小聪明好学，人也长得漂亮，深得我们夫妻俩的喜爱。因为她爸爸在城市工作，我和秀秀也迁来这座城市。但是她在高二时发生了意外。

发生了意外

那年4月的一段时间，我发现秀秀总像没睡好觉似的提不起精神，好几天晚上不到10点就趴在写字台上睡着了。我以为这是春乏易困的自然现象，就没多想。但一天早晨，秀秀的剧烈呕吐引起了我的注意。经过反复询问，知道她已经有两个月没来月经了。

我带着满心怀疑领着她去医院检查，检查结果如炸雷般把我吓到了：她怀孕了！

回到家里，秀秀“扑通”跪在地上，满脸泪痕，等待着我的惩罚。她知错了，她后悔了，她自责了。悔恨与自责比任何一种外界的惩罚都严酷。此刻，我的任何说教都是多余的。我不由得把浑身颤抖的女儿搂在了怀里。

思想斗争

那晚我一夜没睡，经过反反复复的思考分析后，我认为秀秀怀孕不会是被人强奸，也不会是被人诱奸，最大的可能是和男同学越轨了，偷食了禁果所致。

那个男同学是谁？我一定要找出来并严厉教训他，要他对此事负责，还要让他的父母出钱赔偿我女儿的损失。

但我转念又想，女儿与那位男同学也许是两相情愿，各有其责，不能光怨人家。再说，让他负什么责？他一个十六七岁的孩子有什么能力负责？让他现在与我女儿结婚？还是要他保证将来一定娶我女儿？如果将来他们的感情变了，或我女儿不愿嫁给他又该怎么办？让他父母拿点钱也许可行，但如果那家人不讲理，拒不承认其儿子所为，或把这件事张扬出去，或将来以此为筹码要挟我女儿，问题岂不更严重？

努力面对

权衡再三，我觉得最明智的办法是自己解决。眼下最要紧的是尽快做人工流产，把这件事的影响控制在最小范围，把对女儿的损害降到最低程度。

第二天，我给秀秀的老师打了电话，称秀秀患急性阑尾炎做了手术，需请假休息一段时间。放下电话，我带着秀秀去了医院，用我的名字登记，为她做了人流手术。

女儿身体的手术做完了，心灵的手术怎么做？我不知下一步该怎么办。在妇联工作的朋友给我介绍了上海的一位专家，我在电话里向她咨询了一个多小时，知道该怎样做了。

我请假在家，以从未有过的细心和关爱伺候了秀秀 20 天。这期间，我从不提及她越轨怀孕的事，不问男方是谁，也没责备她，只把她当成一个生病的孩子，悉心地照料，加倍地给她母爱，同时像朋友一样跟她聊天，给她讲生理卫生和避孕知识，讲做人的道理，讲我的人生经历和体会，讲她小时候的趣事，讲她美好的人生前景。

终于，秀秀向我敞开了心扉。

女儿的故事

秀秀转到这座城市的重点高中就读后，很长一段时间心情比较压抑。虽然她生来眉眼俊俏，但因为在农村生活了16年，身上难免有些土气，口音也和城里人不一样。因此，有的同学说她是“农村老土”。农村的孩子都是上了初中才开始学外语，老师教得又不太标准，所以她的英语口语较差，常遭同学讥笑。只有住在我家附近的一个男同学不歧视她，他遇到不会的数学题还大胆地向秀秀请教，而秀秀说不准的英语他也热情帮助，放学后他们常常一起回家。若哪天太晚，他就一直把秀秀送到家门口，秀秀很感激他。

慢慢地，一种莫名的情愫在两人心中积聚，越来越强烈，终于在一个下午，在那个男同学家里，两个情窦初开、难以自控又对避孕方法一无所知的高二学生做了不该做的事。事后秀秀非常害怕，怕怀孕，怕被父母、老师和同学知道。当怀孕真的像晴天霹雳般在她头顶炸响时，她想到了死。

听了秀秀的话，我吓出了一身冷汗，幸亏我没有采取过激的做法，否则，后果真不堪设想啊！事已至此，对孩子的任何责骂、惩罚都于事无补，眼下最需要做的是亡羊补牢，是帮助女儿总结教训，防止坏事再次发生；同时，要医好她心灵的创伤，让她重新站立起来，否则，将会影响甚至毁了她的一生。

我抚着女儿的肩头说：

“爱慕一个优秀的异性，这是正常的，是一种很美好的情感，妈妈年轻时也有过，但只是在心里偷偷地爱。你现在还小，还是个学生，你没有把握好这个尺度，一时冲动越了雷池，犯了错。犯错不要紧，改了还是好孩子。出了这样的事，就如同走路不小心被石头绊倒了，是趴在地上不动，还是赶快起来继续往前走，或是起来仍不小心再次摔倒？这是个很简单的道理，不用我说你也明白。妈妈允许你犯错误，但同样的错误不能犯第二次，否则，就是一个愚蠢的人。妈妈相信我的秀秀绝不会是一个愚蠢的人。”

秀秀眨着一双纯真的眼睛静静地听着。我知道，秀秀现在最在乎的是这事会被别人知道。为了消除她的顾虑，帮助她树立改正错误、战胜自我的信心和勇气，我接着说：“妈妈向你保证，这件事只有咱俩知道，其他人我谁也不会告诉，包括你爸爸。等你身体恢复了就去上学，像从前一样学习、生活，像从前一样为实现你的理想去奋斗。”

听了我的话，秀秀感动得哭了。她倒在我怀里哽咽着说：“谢谢妈妈，你是世界上最好的妈妈！”

“不！妈妈也没做好。在这件事上，妈妈也有错。进城后，妈妈对你关心帮助不够，只注意到你的学习，忽略了其他方面，该让你懂的性知识和避孕知识没给你讲，如何与异性同学正常相处没和你讲明白，你月经没来以及早孕反应妈妈没有及时发现，没引起重视，这些都是妈妈的失职。这件错事发生在你身上，但我也有责任，咱俩一人承担一半吧。从现在开始，你改你的错，我改我的错，你要争取做最好的女儿，我争取做最好的妈妈，好吗？”

“好，妈妈，我保证以后好好学习，做妈妈的好女儿，保证再也不会干傻事了。”说着，女儿伸出小手指，笑着跟我拉了钩。

我很高兴女儿在这么短的时间内就能从泥沼中脱身出来。但我知道，这件事还没完，因为那个男同学还在她班里，而且女儿承受了那么大的痛苦与压力，竟对他没有一丝怨言，也没让他承担责任，这说明女儿确实对他有感情。在这种情况下，生生让他们彻底断绝关系是不会有效果的。

于是我对秀秀说：“那个男同学的确不错，文质彬彬，学习很好，对你的帮助也不小，你可以和他正常交往，保持同学之间的友谊。但你一定要管住自己，避免同他单独相处。这件事不要告诉他，以免增加他的心理负担，影响学习，也不要让他家人知道，防止产生不良后果。这样，你就可以像啥事没发生一样轻松愉快、无忧无虑地学习和生活，就可以一如既往地按自己的人生计划走下去。”女儿使劲点了点头。

我又补充了几句：“秀秀，你要记住，妈妈永远是你的保护伞，是你的避风港，无论你遇到什么难事都要告诉妈妈，妈妈一定会帮助你，因为妈妈是这个世界上最爱你的人。在妈妈眼里，你永远是最优秀的。”

新篇章开启

这段插曲过后，秀秀生命的乐章又继续流畅地演奏了。她全身心地投入到学习之中，学习成了她至高无上的追求和乐趣。老师说：“20 天的病休成了秀秀的加油站，功课不仅没落下，反而进步得更快了。”她在用加倍的努力来弥补自己的过失，在用实际行动履行自己的诺言。

付出就有回报。2021 年，秀秀考进了北京一所重点大学。巧的是，那个男生也以优异的成绩考入北京一所涉外大学。

如今，我的女儿秀秀已是大学三年级的学生了。她学习非常刻苦，功课门门优秀，性格也开朗了许多，还当上了学生会干部。

不论她今后在事业上如何发展，不论她将来跟那个男同学还是跟别的男孩组成家庭，我都为女儿高兴，因为在她年少无知、懵懵懂懂时做的那件傻事，没有成为一片不散的乌云笼罩在她的心头，也没有成为一块绊脚石挡住她前进的路。

请您别问她是谁

吐露心声

妈妈，我想有些事情是有必要跟您谈一谈的，但羞于开口，便写在这里了。

现在，我长大了，有能力去处理一些事情。虽然我们在观念上不完全一致，但这不重要，因为我知道您和爸爸很爱我，这就足够了。我对我们的亲情关系很珍惜，所以才会给您写这封信。我不想欺骗你们，这样我会不安。

您今天和我说起的那件事的确有，我是和一个女孩去了涵洞南边。我们只骑了一辆车子，由我带着她。

现在我告诉您去那儿的原因吧。前不久我发现了一个很宁静、景色很美的地方。那儿的农田平坦开阔、满眼葱绿，田埂上看不到那些形形色色的皮鞋印，那是个最干净的地方。兴奋之余，我想邀一个人一块儿去欣赏，于是不经意地问了她，她欣然答应，于是我们就一块儿去了那里。我们在那儿没待多久，转了一圈就回来了。一路上，我们谈了很多，是关于高考之后上大学的事。她那天拿了一本选报志愿的书，就是后来给您和爸爸看的那本。从那儿回来，我们去网上查了几所学校的网址。

我们一起回家的时候是比较晚，让您和爸爸担心了，我觉得有点内疚，所以一进门便向你们报以微笑，表示歉意。没准儿您会认为我是在狡辩。

告诉您吧，我和她没什么特别的关系，只是同学加朋友。我们并不很熟悉，我只是很欣赏她身上一些与众不同的东西。至于我和她一起去那儿，没觉得有什么不妥。以前上初中，老师布置实践作业，是调查涵洞，我也是和女同学一起去的，如果那时就有人告诉您看见我和女生一起去，您是不是也会浮想联翩呢？

信任和抱歉

我看到，您和爸爸四十多岁了，下乡插队时的老同学来看你们，大家在一起开一些玩笑，不是也没觉得有什么不妥的吗？请原谅，今天您问起那件事时，我对您动怒了，因为我觉得十分委屈和伤面子。

至于她是谁，我还是暂不告诉你们吧，因为我对你们还是缺少完全的信任。尽管你们很爱我，但你们完全信任我吗？请你们原谅，我不是欺骗，就算我保留的一点个人隐私吧。我很爱你们，真的，尽管羞于说出口。

请给发芽的种子一点阳光

那晚，我哭得很伤心。我是父母眼里的乖乖女，在他们面前我循规蹈矩，努力学习，从不在外惹是生非。

收到了情书

可是，初一的下半学期，我收到了一个男生的信。他在信中表达了对我的爱慕之情，并提出和我交朋友，还约我周末一起去溜冰。当时我又兴奋又担心，兴奋的是有男孩向我表达喜爱，青春萌动的少女是多么希望自己被男孩看重啊！

几乎每个女孩都怕被冷落，但又担心和男孩交往会有什么不良后果。那种矛盾的感觉让我十分迷茫。

我把这件事告诉了我两个最要好的女生朋友，她们的意见也不相同。一个说拒绝，但态度要委婉，不能伤了男孩的自尊；一个说可以交往，但要保护自己，不能让男生占便宜。她们的态度让原本晕头转向的我更加不知所措。

我实在抑制不住内心的不安，终于在晚饭时向爸爸妈妈说了这件事，并让他们看了那封信。我多么希望他们能够帮我出出主意，以便能够顺利地应付过去，因为我并不想和那个男孩交朋友。我心中的白马王子应该是潇洒浪漫、体态修长的男子，而给我写信的男生却是一个有一双眯缝眼的小胖墩儿。

对爸爸妈妈的失望

然而，爸爸妈妈的态度却令我失望：爸爸勃然大怒，痛骂写信男生是“小流氓”；妈妈也说我不是让人省心的料，刚上初一就想谈恋爱。他们的那番羞辱，让我无地自容。那个晚上，我未能入眠，在被窝里哭得很伤心，爸爸妈妈却根本不在意我的感受。

以前，我总是把爸爸妈妈当成可以说心里话的人，自己有什么想不明白的事情都乐意向他们请教。

可从那以后，我向他们关闭了心扉，对他们失去了信任。他们对那件事的态度令我如此伤感，我开始打心眼里瞧不起他们了。

其实，我内心也十分苦恼，毕竟还得与他们在一个屋檐下生活，今后我该如何与他们相处呢?

那天下午，上完课已是五点多钟了，天快黑了，而且还下起了小雨。我想起早晨上学时爸爸曾提醒过我要带雨伞，可我嫌麻烦没带，看来真是“不听老人言，吃亏在眼前”啊!

我正在教学楼门口犹豫，我们班的班长——一个平时深得同学喜爱的男生，对我说:“咱们一块儿走吧，我正好路过你家。”于是我和他共同走在一把雨伞下。一路上，我们愉快地交谈着，很快就到了我家门口。为了表示感谢，分别时我握了握他的手。

谁知我一到家就觉得家里的气氛不对劲：父母用一种怪怪的眼光打量着我。我问了一句:“怎么啦？”爸爸立即就暴风骤雨般地发作了:“你还有脸问，你老实交代你和那个男生是什么关系吧！我叫你你都听不见，看你们那种热乎劲儿就知道你们不是一般的关系。小小年纪谈恋爱，成什么体统！”

天哪，教学楼门口人声嘈杂，我没听见父亲喊我，因此就犯了弥天大罪吗？我长久以来郁积的愤怒和不满，终于像山洪般爆发了。我像一头受伤的困兽，大声咆哮:“你们把自己的女儿看成什么人了？跟男生共用一次雨伞就会把这一辈子交给他是不是？你们可以侮辱自己女儿的人格，可是没有玷污那个男生的权利！我现在根本没像你们那样成天只对男女间那些乌七八糟的事感兴趣！”

母亲看我一脸正气，态度立即缓和下来，劝我说：“爸爸也是为了你好，为你担心，现在说你若不听，出了事会悔恨一辈子的！”

爸爸妈妈一红一黑的双簧使我无话可说，但心里像吃了苍蝇一般恶心。我不明白，随着年龄的增长，我和父母之间的亲密关系为什么会突然消失？为什么爸爸妈妈会像防贼一样防着我？难道因为他们那一代人这样走过来，我们就必须照样走下去吗？时代毕竟不同了呀！

对爸爸妈妈的期许

我也许在父母眼中不是一个好女儿，可是我并没有做错什么事。如果他们能学习一点新的知识，多给我一些信任和理解，更重要的是给我起码的尊重，我就会感到自己是天下最幸福的女儿。

爸爸妈妈，如果我是一粒已经发芽的种子，就请给我一点阳光吧！

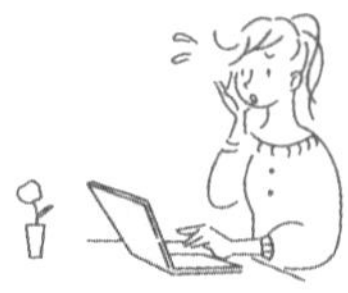

第4章

释疑解惑

面对这类多思善感的少男少女，父母不能简单粗心地对待。用真诚关爱的态度和循循善诱的语言与孩子促膝谈心，使他们最终做到通情达理，才能真正解开心里的疙瘩，重新振作起来，以勇气和信心去面对新的生活，迎接新的挑战。

这样，孩子就不会在第一次失恋的痛苦中停滞不前，甚至自暴自弃，而是从初恋与失恋的经历中学习到成长的知识，解脱痛苦的技巧，从而走向健康的成年。

青春之情：纯洁柔美，脆弱短暂

家长也有迷茫

“我女儿最近老是接到班里一位男生打来的电话，说些含含糊糊的词，我听不懂，也猜不明白。您说咋办？”

“我儿子情人节那天买了20多张写着什么‘情’啊‘爱’啊的明信片，第二天全寄出去了。这么个15岁的毛小子，您说能有那么多的情人吗？”

“我女儿说他认识了个大哥哥，是初中毕业班的班长，还让我们允许她以后带这位哥哥回来吃晚饭。您说他们之间究竟算什么关系呢？”

“我儿子上学期与班里一位女同学要好，又是送生日礼物，又是一同去北海滑冰。可是这学期刚开学不久，他又换了一位女友，压根儿不提上学期那位了。您说这孩子，小小年纪就花心，将来会成为怎样的渣男啊？”

的确，父母面对孩子与异性之间的“友情链接”，总是不那么坦然，不是提心吊胆惧怕早恋，就是装聋作哑视而不见。究其原因，除了对青春之情的性质和功能陌生之外，多半还有对少男少女的情感需求和交往特点缺乏了解。

青春期孩子是怎么想的呢

青春期少男少女的交往，作为对未来恋爱择偶的准备、尝试和练习，是一种特定的活动。由于大众媒体展示的男女关系往往是成年男女之间的情爱或性爱，大多带有谈婚论嫁的性质，而媒体节目却很少对少男少女之间那种友情关系给予恰当的展示和解读，因此，青春期的孩子们在交异性朋友时，也仿照了成年男女的那种风格、语言、行为。他们说不清这个阶段的异性交往是友情、爱情、心理需求、生理反应或是外表的相互吸引，也不能准确地分辨自己与对方之间究竟属于好感、喜欢、欣赏、眷恋、崇拜、依赖等复杂感情中的哪一种，于是统统冠以“我爱你”三个字，或者把流行歌曲中的哪一句唱词借用来表达一下自己的某种新奇的感受。

在这种情况下，父母对孩子的异性交往及早进行点拨和疏导就很有意义。父母可以巧妙地选择一个让孩子感到自然和轻松的时机，比如与孩子外出游玩、购物时的休息时间，一同散步或看了某部影视片之后说点评论，顺便切入话题。千万不要在用餐时、孩子做作业前后或睡觉前，问起孩子班里男女同学的关系这类“傻问题”。

给家长的好办法

如果孩子自然地说出谁交了异性朋友，或者父母已知孩子也有了要好的异性同学，就可以这样告诉孩子：“你见过蓝天上的白云吗？清晨起来，看见蓝天上飘着一朵白色云彩，那是多么纯洁、美丽、令人欣喜；但是等到中午放学时，你再抬头看吧，清晨那朵白云不见了，它在阳光下游走，它在微风中散去。孩子，青春期少男少女之情，真的就像蓝天上的白云，它美丽而脆弱，诱人而易变，无法久留在你眼前。”

对经历过初春雪天的孩子，父母也可以这样指点他们：“春天下一场大雪，清晨起来白皑皑一片，朝阳之下，红装素裹，柔和而耀眼。

你兴致勃勃地堆了个雪人，可是到了中午，太阳高照，气温上升，那片白雪渐渐化成了水，悄悄流走了。你下午放学回来，再去找你的雪人，只见湿漉漉的地上，雪人已无踪影。孩子，青春之情就像春雪般纯洁和柔美，但也像雪人的存在那样脆弱和短暂。”

父母还要告诉孩子，青春期的异性之情，是开放的，不保密、不占有、不做永久承诺的。这种友情越多越好，“多个朋友多条路”不是吗？因此，当某位异性朋友离你而去时，你就不会觉得太孤独、太寂寞、太伤感。

父母这样点拨或者预告孩子与异性之间的友情，既不使他们感到羞辱，又不使他们有过多的期待，引导他们自然而然地接纳、欣赏和享受青春之情，又能在友情发生变化、转移、结束之时不会过于沮丧或灰心。

一个身心健康的孩子，青春期应是拥有丰富的异性友情滋养而又不执着和专注于与某个异性之间的关系，更不可陷入对某个异性同学的心理依赖。这样的健康成长状态，与父母本身对青春之情的态度和指导孩子的方法有密切的关系。

因此，学习有关青春期的知识，应当成为父母与孩子共同成长的必修课。

初恋情结为何令人刻骨铭心

初恋和失恋的影响

“我女儿好不容易熬过那个失恋的黑夜，至今仍不觉白昼的光明。她睡梦中都在呼唤那个男孩的名字，而任何别的男孩她都不屑搭理。您说她是不是得了痴迷症？”

如今少男少女的初恋，大多来自生理上的早熟，肉体的欲望与精神上的爱火往往不能同时燃烧。当精神和理性觉醒之后，他们才意识到当初的“爱”是那样肤浅、幼稚，加之彼此的缺点很快得以暴露，或无力调解相处中的矛盾，很难相互接纳等，于是当初那种生理欲望也随之减弱，心理日渐疏远，分手就成了自然的结局。

对于初恋和失恋的分析

仔细观察少男少女们的“初恋”，大多难以持久。“来得容易去得快”，是不成熟的爱情或者称“练习式”的爱情共同的特征。尽管如此，初恋的感觉仍旧令人回味无穷甚至刻骨铭心。为什么？也许因为这是一种“未能完成的”“中断了的”事件，更使人难以忘怀，这就是心理学上所谓的“契可尼效应”。

西方心理学家契可尼做了许多有趣的试验，发现一般人对已完成的、已有结果的事情极易忘怀，而对中断的、未完成的、未达目标的事情却总是记忆犹新。未获成果的初恋，其中美好景象大多会深深地印刻在大家的脑海中，使他们在一生中都难以忘怀。

这种心理现象，可以举出许多例子。例如，你在数学考试中要答 100 道题，其中 99 道题都完成得很好，就是那一道题把你难住了，没完成，未得出答案。下课铃响了，你交卷后走出考场，与同学们对答案，那 99 道题都做出了正确的结果，而那未完成的一道题，同学告诉了你答案。从此以后，那未完成的一道题被你深刻而长久地记住了，而那 99 道题却被你抛到九霄云外。今后再考试时，若出现当初你未完成的那一道题，你就再也不会做错，因为它被你牢牢地刻在脑海中了。这样解释初恋的记忆，就很容易明白其中的奥秘了。

父母面对青春期孩子的关键点

父母为教育青春期的孩子，的确应该学习一些心理学常识。如果父母平日就懂得上面那个道理，面对孩子陷入初恋的冲动时，就要提醒孩子青春之恋往往是难以完成、没有结果的，使其做到“一颗红心，多种准备”。

当发现孩子陷入失恋痛苦时，便可实施科学的劝告，向其讲解契可尼的试验，让其明白，初恋之所以令人刻骨铭心，正是源于初恋的未完成性。而对这种刻骨铭心的记忆反复追寻，就可能导致痴迷，甚至陷入病态。

特别是在失恋初期，尚无别的朋友或兴趣来转移孩子的注意力时，最容易在孤独感、寂寞感的折磨下，反复去咀嚼当初恋爱的滋味，回忆逝去的感情，从而加剧痛苦，达到难以自拔的程度。在这种情况下，父母的一般劝慰是难以奏效的。例如只是说：“那个男孩如此狠心，趁早忘了他吧！”或者说：“你这么优秀，还愁今后没有人爱你吗？”这些老生常谈，均未针对孩子痴迷的真正成因。

如今的少男少女很聪明，求知欲旺盛，接收的信息很多，尤其是那些深陷失恋痛苦的孩子，往往是思虑过度的聪明人，头脑简单的孩子就不会有长久而深沉的失恋痛苦。

因此，面对这类多思善感的少男少女，父母不能简单粗心地对待。用真诚关爱的态度和循循善诱的语言与孩子促膝谈心，使他们最终做到通情达理，才能真正解开心里的疙瘩，重新振作起来，以勇气和信心去面对新的生活，迎接新的挑战。

这样，孩子就不会在第一次失恋的痛苦中停滞不前，甚至自暴自弃，而是从初恋与失恋的经历中学习到成长的知识、解脱痛苦的技巧，从而走向健康的成年。

青春之恋：一颗红心，多种准备

恋爱的年龄

“我16岁的儿子近来总是愁眉苦脸。昨天我忍不住问他怎么了，没想到他竟然甩出一句：‘失恋了，别烦我！’接着呜呜地哭了起来。我和他妈都愣了。还没长大的孩子，就会失恋吗？为什么？父母该怎样劝他呢？”这位父亲的困惑，估计很多父母都曾有过吧？

多数父母认为，“恋情”“爱情”之类的体验，只能发生在成年男女之间。因此，失恋的痛苦，与少男少女无关。其实不然。世界上几乎所有国家都规定了青年人多大年纪可以结婚，但没有一个国家有恋爱年龄的规定。由于每个人的生理和心理成熟早晚不同，健康状况不同，生活机遇不同，接受外界刺激的情况也不同，究竟在何时何地萌生恋情，绝对是因人而异的。

古今中外，“青梅竹马”的爱情乃至婚姻都不罕见。今日的少男少女，性成熟的提前和媒体刺激的加剧，以及社会观念的开放、成年男女的爱情示范，都使青春之恋屡见不鲜。少男少女的情感，处理得当，并不是坏事，反而有助于排解孤独，滋养心灵，增强自信，学会理解，磨炼意志，培育人格。如若处理不当，就会导致郁闷与痛苦。

实践中锻炼

孩子驾驭青春之恋的能力，不是与生俱来的。这种能力与其他能力一样，都是从父母和老师的教导中学习的，从实践中锻炼出来的。然而，父母和老师既然根本不认为孩子有“恋”和“爱”这回事，当然不会正视孩子的失恋痛苦了。正是在这种情况下，青少年就难以获得应对失恋的智慧和能力，他们中因“失恋”而发生的意外事件，频频出现。

其实，要预防孩子青春之恋出现意外，不能等到孩子恋爱或失恋时再去救火，而是要预先告诉孩子关于友情、爱情、婚姻及性健康等各方面的知识，培养孩子富有科学理性和为自己、为他人承担责任的品性。

首先，当父母观察到孩子开始与异性朋友亲密交往时，就应当在理解和接纳的同时，告诉孩子，爱要经历播种、耕耘、收获几个季节，每个季节都需要投入心血和汗水。在收获爱的成果之前，漫长的岁月需要负起耕耘、培育的责任，否则爱便没有收成。

培育爱的成果，就是充实知识，完善人格，使自己走向成熟的过程。一个不成熟的人是无法收获成熟爱情的。偷吃不成熟的果实，体验到的只能是苦涩；而成熟的人享受成熟的爱，才会体验甘美。

要告诉孩子成熟的爱具有的基本特征是关怀、信赖、接纳、尊重和平等。爱情是对所爱者的生命及其成长的关怀与珍视之情，是双方追求进步与完美的激励之情。因此，爱情是不允许一个人有自私、贪婪、失去人生目标乃至伤害对方之举的。如果发生这种情况，就只能证明其声称的爱情其实不存在，也许是把本能的需要或性的吸引误当成爱情而已。

其次，父母还要告诉孩子，春天播下爱的种子，秋天未必一定有收成。因为风云变幻莫测，病虫害无法被人类完全控制，加之种子本身也有强健与柔弱之分。爱情的确是这样。古今中外，多少感人肺腑、催人泪下的故事，都在讲述那些曾经倾心投入却没有收获到爱情成果的失恋者经历。

事实证明，越是投入、越是重感情和越是负责任的人，遭遇失恋后的痛苦就会越深。而那些游戏人生的轻浮者，是不会有失恋痛苦的。

为了预防青春期的孩子过早陷入失恋的痛苦不能自拔，甚至酿成悲剧，最好的办法就是让他们预先知晓，无论是多么真诚、多么浓烈的爱情，都可能有三种结果：一是幸福地永久结合；二是友好地或痛苦地半途分手；三是有情人难成眷属。

曾经见到几所大学团委的粗略统计，大学生谈恋爱最终如愿以偿的，不到恋爱者的20%。那么中学生呢，肯定概率更低。70%以上的大学恋人分手了，还有个别人因疾病、出国、双方家庭的障碍等客观困难，陷入“有情人难成眷属”的困境。

父母的理解很重要

告诉孩子们这种现实，是为了让他们在爱情路上做到“一颗红心，多种准备”，增强对失恋的心理承受能力，以防意外事件发生。但当孩子表现出因失恋而苦恼时，父母的关怀、理解、劝慰是极其重要的。此时还要注意陪伴孩子参加各种娱乐休闲活动，转移其注意力，防止他们闭门思痛，独自咀嚼苦果。如果父母或其他亲人以冷漠、斥责、羞辱等态度对待失恋中的孩子，就犹如雪上加霜，使孩子本来脆弱的感情更容易崩溃，从而出现意想不到的后果。

总之，失恋是求索成熟爱情过程中的一种人生体验。显然，青春之恋发生得越早，收获成果的可能性就越低，而遭遇一次甚至多次失恋就将成为青年男女较普遍的人生经历。这种经历可能成为人生路上的宝贵资源，也可能成为命运的灾祸，全看孩子们当初曾经得到过什么样的教育和指导，对现实的曲折与坎坷将做出怎样的反应。

在对待初恋与失恋的问题上，最能看出青春期孩子的心理是否健康，素质是否过硬。这种特殊的教育任务，与其交给学校去担当，不如由家长针对孩子的个人特点，在隐私环境中去完成。

暗恋老师为哪般

萌生爱慕之情

“我是初三的女生，不知什么原因，我竟然莫名其妙地爱上了一位比我大 22 岁的英语老师，而且只要一天见不到他我就恍恍惚惚。这突如其来的感情让我心慌意乱、心神不安，学习成绩日渐下降。面临初三的毕业与升学，我却无心备考，整天想我的心事。我该怎么办呢？”这是一位中学女生的求助信。

其实，作为一个青少年读物的编者，收到这样的信件并不意外。进入青春期的少女，容易对比自己年长许多的异性萌生爱慕之情，但绝大多数只是一时的崇拜和依恋，过一段时间就烟消云散了。只有极个别的人暗恋长者，时间长了会对身心产生不良影响，就像来信的这位女生那样，陷入虚幻的感情而不能自拔。

因此，有必要向少男少女及家长们科学地解释这种恋情产生的原因，帮助孩子们及早释怀和清醒。

“牛犊恋”

有位社会学家曾把人类婚恋意识的发展概括为4个时期，其中就有“向往年长者时期”。这里所谓的年长者，不是指一般的年龄较大的人，而是在学识、阅历、谈吐和风度上都显得较为成熟且颇具魅力的异性。

有人形象地把少女对年长者的这种爱恋称为“牛犊恋”，意思是说像牛犊对老牛那样的依恋。其表现有如对待偶像般地倾心于对方，时刻注视并铭记着对方的一举一动，常常把这种爱慕之情深深地压抑在心底，让这种情感折磨自己也慰藉自己。

产生“牛犊恋”的一个重要原因是少男少女进入青春期之后，开始表现出对异性的好奇、关心和向往，渴望与异性接触。这是性意识的觉醒与萌动，也是人们通常所说的“情窦初开”。但是，对于处在同一年龄阶段的异性伙伴来说，他们的成熟水平还较低，言谈举止都显得幼稚，难以同心理成熟较早的异性进行沟通。这就使得一部分少男少女，把自己的交往兴趣转向那些他们认为阅历丰富、思想深刻、风度不凡、感情深沉的年纪较长的异性。

特别是一些感情较脆弱、缺乏安全感而又急切寻找心理依靠的少女，最容易陷入这种感情的旋涡。产生“牛犊恋”的另一个主要原因在于“恋父情结”。精神分析学的鼻祖弗洛伊德认为，每个女人从童年起，都有一种“恋父倾向”，若“恋父”心理久久不能转移，便可能将初恋献给一个酷似父亲的男子，将他的优点加以夸大，自树偶像。而同龄异性，却不能诱发她们产生这种偶像感。那么，怎样解开这种暗恋年长者的情结呢？

最重要的是用理智去控制情感。人是一种社会动物，不仅是“情感人”，也是“理智人”。“牛犊恋”绝对不是真实的爱情，它只是少男少女内心迸发出的一种单相思情结。这种爱恋火花是稚嫩的，经不住春夏秋冬的风雨。

因此，当少男少女产生这种狂热迷恋的情感冲动时，应当指导和说服他们冷静地问自己：“我究竟爱他（她）什么呢？他（她）明白我的心思吗？如此下去有什么好处？”

如果他们能得到家长和老师的启发，弄明白感情发生的原因和可能对自己的不良影响，就会逐渐放弃自作多情的梦幻。

拒绝不伦之恋，谨防色狼纠缠

真实的求助信

“青苹果”信箱里曾有这样一封女孩的求助信：

“我们真正相处是在我上高二时。我的父母在外地打工，我住学校，周末有时去奶奶家。我小时候就认识他，他是我的二姨父。他和二姨没有孩子。他很喜欢我，想认我做干女儿。但我并没有融入他的家庭，因为二姨不情愿，我们只是做了忘年交的朋友。

“有时周末，我去看二姨。二姨因工作原因周末常不在家，二姨父就总是特别热情地招待我，还常常骑车带我出去爬山、钓鱼、放风筝。

“渐渐地，我与他很亲近了，看不见他时我还会想念，渴望他突然出现在我眼前。为此，我在学习上有些分心了，考试成绩下滑得厉害。

“每次去他家，他都会抱抱我，我们像父女般亲密无间。有一次，他偷偷亲吻了我，我心里有些恐慌，回学校后我心神不定，脑子里总是浮现出被二姨父亲吻的画面。就这样，我在不安中度过了很长时间，内心产生了许多疑问：被他抱在怀里会不会怀孕呢？如果二姨知道这件事该怎么办？我该不该继续和他来往呢？

“自从他那次亲吻我以后，我们好长时间没见面了。他几次来电话，我都不敢接听。有一次，他开车到学校来接我，我忍不住又去他家了。二姨出差在外，他就让我住在他家。睡觉时我把门关上，惴惴不安地睡到半夜，突然听到敲门声，我没敢开门。第二天是桃花节，他骑车带我去赏桃花。在一片桃林中，他紧紧搂着我，趁着没人，他又亲吻了我。我被他强有力的手臂按着，想躲却躲不开。后来我们去爬山，他又几次亲吻我。这时我已无力拒绝，我觉得自己好像真的爱上他了，和他在一起我感到温暖和开心。

“我们秘密交往快一年了，心中有喜也有忧。我已经上高三了，很怕高考备战失败啊！我不知道这样下去会有什么结果？

“知心姐姐，您能给我指出一条摆脱困境的路吗？”

能够帮助到孩子的回信

那位女孩收到的回复是这样的：

“你的心情我们完全可以理解。要想顺利备战高考，首先要处理的就是你心中的这个谜团。你心中的‘爱’，只是因为父母不在身边，心底有一份对亲情的渴望，渴望有人关心和保护你，而恰好二姨父扮演了这样的角色，你却对此产生了错觉。要知道，亲人长辈若‘爱’上了你，那是一份不伦之恋，是道德和法律都不允许的。你的二姨父是成年人，有妇之夫，他的行为正在把你引入歧途。继续与他走下去，你将在愧疚与耻辱之中毁坏自己的学业和人生前途，也会伤害到你的二姨，并且给你的父母带来痛苦。

“建议你立即终止与二姨父接触。如果他继续纠缠你，你要果断表明自己的态度。他若再对你有不轨的举动，你甚至可以选择报警。当然，如果他知趣停步，你也没必要过于怨恨和自责，毕竟你们的关系尚未导致严重后果。长时间的纠结，也会伤害自己的身心健康。

“希望你从这件事中吸取教训，尽快拨开罩在心里的那片云雾，重新振作起来投入紧张的学习与备考之中。只要你从此把注意力转移到学习上来，就不会有太多担忧。相信你是个聪明而有意志力的女孩，遇事又懂得及时求助。

“谢谢你的信任！祝福你健康成长，学业进步！”

手淫有害吗

什么是手淫

手淫是指用手或器具对生殖器官进行刺激，从而获得性快感的行为。其中自我的手淫行为，也被称作“自慰”，以淡化“手淫”一词的贬义色彩。

手淫属于青少年中比较常见的释放性欲形式，也是容易在青少年中引起困惑与焦虑的一个心理问题。手淫现象在青春期男孩和女孩中都存在，男孩明显多于女孩。

如何看待手淫

有些青少年因手淫而产生自责，原因很复杂。认为手淫“下流”“肮脏”“不道德”可能是原因之一，但绝非主要原因。现在大多数青少年都明白，那样的观念“过时了”。而事实上构成青少年心理压力的是一个很实在的矛盾，只是有些青少年可能自己没有觉悟到而已。

那就是当下中小学生应试教育压力大，父母对子女学业成绩的要求高，而现行的招生、就业、个人前途都与学业和文凭密切相关。孩子们面对做不完的作业、考不完的试，心理负担相当沉重，有些青少年便尝试以手淫的方式来缓解压力，放松神经。一不做二不休，久而久之会养成手淫习惯，有的人因心理矛盾或身体不适而产生极度的焦虑感或恐惧感。

需要告诉青少年，缓解学习压力的办法有很多种，我们并不鼓励青少年依赖手淫，更不去助长手淫行为成癖上瘾。

曾有一位学生写来这样的求助信：“我是一个手淫患者，现在身体很差。我感到自己太不幸了，有时甚至想到自杀。我曾想戒掉这种恶习，但又看到专家写的一篇文章说，手淫没有害处，让我陷入了深深的矛盾与痛苦之中。因为自从养成了手淫习惯，我感到身体吃不消了，学习时精力难以集中。我不知该怎么办？”

性梦不是罪错

关于性梦

涉及性爱内容的梦，即性梦，是青春期“自慰”行为的一种，是指在睡梦中与异性发生性关系，绝大多数会有快感体验。性梦的发生率男孩多于女孩，男孩多发生于青春初期，女孩多发生于青春后期。

男孩和女孩的梦

男女两性在睡梦中所表现的自慰行为有所区别。男孩在性梦中往往会发生射精。一般而言，性梦越生动逼真，肉体的快感体验越强，醒后更感到轻松。有的人在性梦中没有射精，等到醒后才射精；有时可能在半醒状态下抑制射精。

男孩梦中的对象多为不熟悉或仅仅见过面的女性，很少梦见他所爱的人，而醒后一般回忆不起每一个细节。女孩的性梦，似乎比较错落零乱，变化无常。与男孩性梦最大的不同，是女孩醒后大多能回忆起梦的内容，并可能影响自己的情绪和行为。

如何看待性梦

性梦的出现原本是青春期性成熟的正常心理现象，但有时也会带来出乎意料的后果。某中学的一名男生，梦见自己和同班的一位女同学发生了性关系，他告诉了同班另几名男生。此事在同学中传来传去，结果导致这个女同学不敢来上学了。

有过性梦体验的青少年朋友，不必为自己的性梦经历焦虑，既然它是正常的生理反应，则应顺其自然。只要尽量把精力专注于学习，性梦会随着时间的流逝而逐步减少。另外，性梦属于个人隐私，不应当告诉他人，甚至亲人，以免引起误会，或伤害梦中的无辜对象。

孩女孩的要好当成“搞对象”，有多少父母也在对少男少女的正当交往施以粗暴的惩治？其后果也是适得其反。

最初的情感体验

少年男女之间发生的相互爱慕之情，也许可称为“初恋”。那是孩子们最初的情感体验，是一段纯美的感情经历。初恋是人生第一朵绽开的鲜花，很是美好。“哪个少女不怀春，哪个少男不多情”，平心而论，一个身心健全的人，谁没有过年少时初恋的美好回忆？虽然它像梦一样迷离而短暂，但它注入心田的那种温馨、激励，难道不是培养高尚情操的精神滋养吗？

不错，初恋是幼稚的。但它如别的事物一样，没有初始哪有发展？没有幼稚哪有成熟？为什么要把人类异性之爱的初始现象视为大逆不道呢？

人们之所以惯用“早恋”这么一个荒谬的词，就是因为对青少年初恋这种客观存在的正常现象不理解、不接受、不敢正视，更不能容忍。于是，那么多为人师表、为人父母者同时举起“早恋”这根大棒，对少男少女的情感萌芽共讨之，共伐之。于是，大棒下便有了本文中的那桩悲剧，便有了那么多青少年心灵上留下的创伤。

肯定初恋的意义，并不意味着鼓励少男少女坠入爱河。因为他们到底还小，还不识水性，还招架不住爱河中巨大旋涡的冲击，闹不好会被河水淹溺。少男少女的异性交往需要父母和老师的指导，无端的禁止和阻抑往往会使他们的心理发生畸变，走向不测。

父母和老师明智的态度是理解，是疏导。所以，让我们共同拒绝使用“早恋”一词，用“早练”取而代之，如何呢？